Dr. Renate Jahn

AF211699

Kreuzschmerz-Ursachen

Medizin leicht verständlich 2

Dr. Renate Jahn

Kreuzschmerz-Ursachen

Medizin leicht verständlich 2

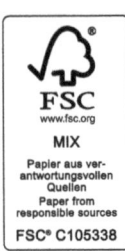

Copyright © 2024 Dr. Renate Elisabeth Jahn

Verlag: BoD · Books on Demand GmbH, In de Tarpen 42,
22848 Norderstedt
Druck: Libri Plureos GmbH, Friedensallee 273, 22763 Hamburg
Bilder: istockphoto

ISBN: 978-3-7693-1027-6

INHALTSVERZEICHNIS

EINFÜHRUNG

Wirbelbrüche nach Unfall, schwerem Heben, oder durch Bagatelltrauma bei Osteoporose, sind allein schon durch den Schmerz erkennbar und werden unweigerlich zur ärztlichen Notfallbehandlung in die richtige Abteilung führen.

Schwieriger wird es bei anderen, nicht immer eindeutigen Schmerzsyndromen den zuständigen Facharzt herauszufinden, denn der „Kreuzschmerz" ist ein geflügeltes Wort und soll meist Schmerzen in der unteren Wirbelsäule und dem Kreuzbeinbereich bezeichnen.

Schön, wenn es Menschen gibt, die derartige Erfahrungen nie in ihrem Leben zu machen brauchen.
Leider gehören die Rückenschmerzen mittlerweile jedoch zu den Volkskrankheiten.
Charakteristisch ist dafür auch die Formulierung: „Ich fühle mich, als ob ich durchbrechen würde."

Für alle anderen werden die Beschwerden

sichtbar, wenn sich der Betreffende -eine Hand hinten am Rücken- gar nicht mehr aufrichten kann, sondern „viereckig" vor sich hinschleicht.
Dann hat ihn, wie der Volksmund sagt, „…die Hexe geschossen."
Die Diagnosestellung ist trotz zahlreicher Untersuchungsmethoden nicht immer so einfach.

Zum einen muss zwischen den eindeutig **röntgenologisch darstellbaren**, anatomischen Verschleißerscheinungen, beispielsweise der **Zacken- und Spornbildung** an den einzelnen Wirbelkörpern und zum anderen den subjektiven Schmerzen durch **verkürzte Muskeln oder verengte Gelenkkapseln** unterschieden werden.

Es ist interessant zu wissen, dass die knöchernen Anbauten im Bereich von Knochen und Gelenken als Ergebnis einer Schutzreaktion des Körpers durch vermehrte Druck- oder Zugbelastung entstehen, damit das Ausreißen der dort ansetzenden Sehnen oder Bänder verhindert wird.

Ein Beispiel dazu: ein Kind schaukelt mit den Händen an der im Trockenkeller aufgespannten

Wäscheleine. Irgendwann reißt es den Haken aus der Wand, da Ziegelsteine keine lebenden Organismen sind und daher nicht rechtzeitig von selbst eine steinerne Nase in die Leine zur Verstärkung einziehen können.

Im menschlichen Körper funktionieren diese Schutzreaktionen auf die entsprechenden Reize hin sehr gut.
Röntgenbilder der Kniegelenke von Fußballspielern zeigen daher nicht selten ausgeprägte knöcherne „Stierhörner" innerhalb des äußeren Bandapparates.

Diese unterschiedlichen Anbaureaktionen gehen aber nicht automatisch mit Schmerzen einher!
Das gilt nicht nur für Sportler.

Wo genau sind nun die Ursachen von Schmerzen zu suchen?
Einen der häufigsten Gründe stellt die Verfestigung und Verkürzung des weichen Bindegewebes dar. Damit sind Sehnen, Muskeln, Gelenkkapseln und Faszien (breitflächiges, flaches Sehnengewebe zur Umhüllung von Muskelgruppen) gemeint.

Durch Überbelastung bei schweren körperlichen Tätigkeiten, Leistungssport, ständigen Fehlhaltungen, nachlässigem Gangbild und mangelnden Ausgleichsbewegungen bei vorwiegend sitzender Tätigkeit am Computer-Arbeitsplatz, wird das Bindegewebe in seinem Stoffwechsel negativ beeinträchtigt.

Alle Bewegungen, die wir nicht regelmäßig durchführen, werden (mit zunehmendem Alter) vom Körper bestreikt!

Jedes Körpergewebe braucht einen bestimmten Reiz, um sich korrekt regenerieren zu können:
Für den Knochen stellt der **Druck** die Anregung für Erneuerung und zur Kalziumeinlagerung dar. Bei monatelanger Bettruhe würde jedes Skelett, selbst das eines Jugendlichen, entkalken.

Muskeln und Sehnen schrumpfen, werden unelastischer, wenn die üblichen **Dehn- und Beugebewegungen** im Tagesablauf vernachlässigt werden. Daher gibt es die frühere Behandlung mit dem enganliegenden 'Dreiecktuch' bei Schulterverletzungen nicht mehr, da nach kürzester Zeit die

Schultergelenkkapsel sich verengt (steife Schulter).

Gibt es Möglichkeiten zu verhindern, dass eine einmalige Schmerzepisode sich dauerhaft festsetzt oder zunehmend schlimmer wird?

Ja, vorausgesetzt, es wird die Ursache gefunden. Und das kann manchmal schwierig sein.
Wie in jedem Fachbuch gibt es auch in dem medizinischen, Groß- und Kleingedrucktes.

Das **Großgedruckte ist häufig** und meistens die Ursache: Bandscheibenvorfälle, Entzündungen der Seitgelenke der Wirbelkörper, Ischias Reizung durch Blockaden.
Diese fallen alle in das **orthopädisch-unfallchirurgische Fachgebiet.**

Das Kleingedruckte sind die seltenen Fälle.
Sie erfordern abseits der Routine eine schwierigere Differentialdiagnostik. Dieses bedeutet Abgrenzung von Erkrankungen mit ähnlichen Symptomen und damit oft auch die Konsultation eines zusätzlichen Facharztes.

Beispiel Ischialgie: Derartige Schmerzen müssen nicht ausschließlich durch Wirbelsäulengelenke hervorgerufen werden. Der Ischiasnerv kann auch innerhalb des knöchernen Beckens durch einen wuchernden <u>Darmtumor</u> gequetscht werden.

Die weitere Untersuchung und die Behandlung sollten dann durch einen <u>Chirurgen</u> übernommen werden.

Ein starker, tiefer Rückenschmerz in der Nähe der Lendenwirbelsäule kann auch Ausdruck einer Ausbuchtung der Hauptschlagader (<u>Aneurysma</u>) im hinteren Bauch sein.

Dieses wäre das Fach des <u>Gefäßchirurgen</u>.

Bei <u>Frauen</u> <u>nach</u> großen <u>Operationen</u> an der Gebärmutter oder den Eierstöcken kann es noch Jahre danach, zu empfindlichen Verwachsungen innerhalb des Bauchraumes, einhergehend mit unerträglichen Kreuzschmerzen, kommen. Die mit der inneren Narbe verklebten Bindegewebssstränge spannen sich dabei wie Spinnennetze quer hindurch bis zur **hinteren** Bauchfläche, die mit den Rückennerven in Kontakt steht.

In einem solchen Fall sollte die Patientin frühzeitig in die Abteilung für <u>Gynäkologie</u> überwiesen werden.

Dieses Buch wurde geschrieben, um dem Patienten in seiner eigenen Angelegenheit mit dem Kreuzschmerz, eine grobe Vororientierung zu geben oder überhaupt erst seinen Blick auf einen gegebenen Untersuchungsbedarf bei möglichem, ernsteren Hintergrund zu lenken.
Es soll keinesfalls den Besuch beim Arzt seines Vertrauens ersetzen.

Dr. Renate Jahn

Schmerzleitung vom Muskel über das Rückenmark zum Gehirn (blau) und zurück (rot)

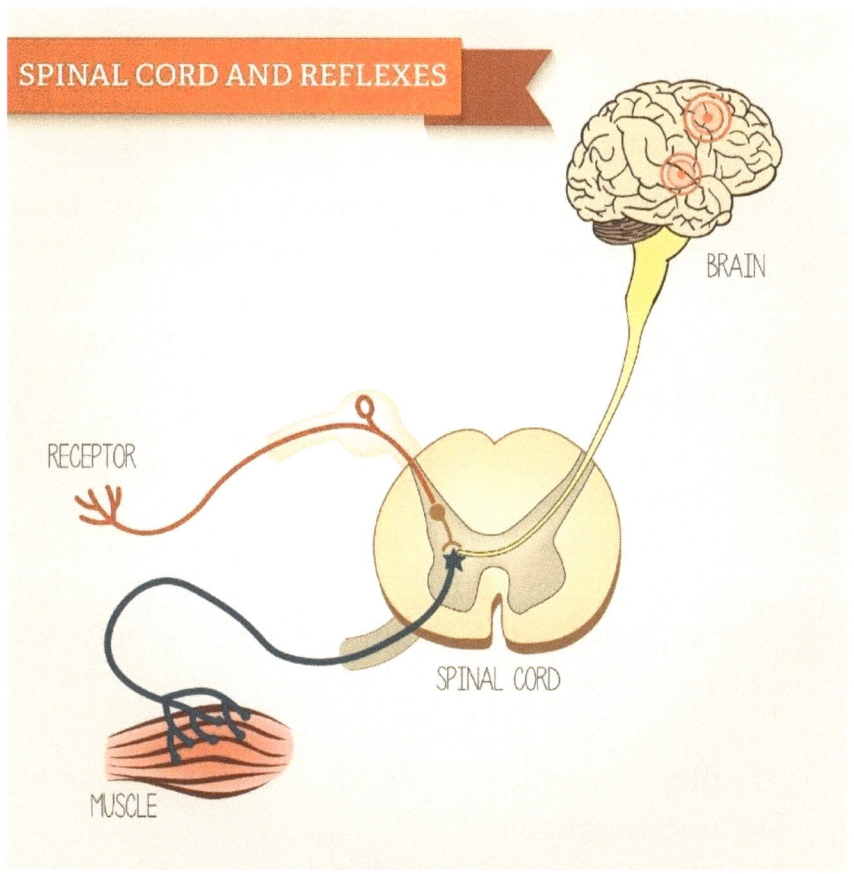

Orthopädisch-unfallchirurgischer Fachbereich

Die Lumbalgie:

(lat.: -lumbus = Lende   -algie = Schmerz)

Dazu zählen zwar schmerzhafte, aber auch oft harmlose Verspannungen und Verkürzungen einer überlasteten Muskulatur, wie sie nach langen ‚Zwangshaltungen' beispielsweise bei Garten-, oder Handwerksarbeiten oder anderen, ungewohnten körperlichen Tätigkeiten vorkommen.

Schmerzcharakter:
Die ziehenden Beschwerden verstärken sich durch Positionswechsel, vom Sitzen zum Stehen oder auch im Liegen, beim Drehen von einer zur anderen Seite.

Abhilfe geschieht durch entgegengesetzte Dehnbewegungen.
Meist bestehen **keine Schmerzausstrahlungen** vom Rücken ins Gesäß oder in die Beine.

Durch Abtasten der schmerhaften Muskelpartie können vom Arzt Triggerpunkte (Muskelverhärtungen) ermittelt werden, über denen z.B. feuchtwarme Wärmebehandlungen oder regenerative Laserbestrahlungen zu einer effektiven Schmerzlinderung führen können.

Abgesehen davon, besteht die Möglichkeit der medikamentösen Therapie, am besten in Zäpfchenform, da die Substanzen sofort durch die Blutgefäße der Darmschleimhaut aufgenommen und wesentlich schneller im Körper wirksam werden, als nach Einnahme einer Tablette.

Physiotherapie mit speziellen Dehn- und Haltungsübungen können einzelne Muskelketten zu ihrer normalen Funktion wieder anregen.

Schmerzarme Massagen fördern die Durchblutung, das Gewebe erwärmt sich und wird dadurch elastischer.

Die Lumboischialgie:

(griech.: -ischion = Hüfte)

(lat.: -radix = Wurzel)

Sie charakterisiert einen tiefen Rückenschmerz mit unterschiedlicher Ausstrahlung und kann zwei mögliche Ursachen haben: **radikulär** (Reizung der Nervenwurzel-Beispiel: Bandscheibe) oder **nicht radikulär.**
Für die korrekte Unterscheidung ist in erster Linie eine klinische und speziell neurologische Untersuchung durch einen Arzt notwendig. Die röntgenologische Untersuchung kann die Frage nach der Schmerzursache nicht allein lösen, denn viele Menschen *ohne Beschwerden* weisen auch Bandscheibenvorfälle oder Verschleißerscheinungen (Knochenzacken) an der Wirbelsäule auf, die sie ein Leben lang, meist unerkannt, mit sich herumtragen.

In wissenschaftlichen Studien konnte erstaunlicherweise festgestellt werden, dass bestimmte mechanische Kompressionen am Nerven allein noch keinen Schmerz auslösen müssen, sondern erst durch die Entstehung bestimmter Entzündungszellen.

Die Anlagerung von Stoffwechselschlacken „säuert" das betroffene Nervengebiet, wodurch der Schmerz merkbar fortgeleitet wird.

Spezialuntersuchungen, wie die Myelographie (griech. – myelos =Mark; graphe = zeichnen), die röntgenologische Darstellung des Rückenmarkkanals mit Kontrastmittel, erfolgt sogar erst, wenn später trotz klinischer Untersuchung und CT oder MRT keine endgültige Abklärung erreicht werden konnte und sich der Verdacht einer Markentzündung oder Einengung ergibt.

Wichtige Anhaltspunkte für die Entstehung der Beschwerden ergeben sich aus einer genauen Befragung (Anamnese) des Patienten durch den behandelnden Arzt:
Unterliegt der Körper einer ständigen Belastung, wie beispielsweise durch Vibrationstätigkeiten durch Pressluft- oder Vorschlaghammer?
Sind lange Autofahrten an der Tagesordnung, gibt es weitere schwere eintönige körperliche Tätigkeiten?

Werden beruflich monotone Haltungen gefordert? Ein Beispiel wäre dafür das häufige Über-Kopf-Arbeiten des Dekorateurs beim Gardinenaufhängen.

Radikuläre Schmerzursache:

Bedingt durch **Nervenwurzelreizungen**.

Häufigste Ursache ist der Bandscheibenvorfall.
Schmerzcharakter:
Blitzartig einschießende Schmerzen bei fast jeder Bewegung, begleitende kribbelnde Missempfindungen sind nicht selten.
Die Schmerzausstrahlung folgt genau dem Verlauf des Nervens, der an dem betroffenen Wirbelkörper an seiner Wurzel durch die hervorquellende Gallertmasse der Bandscheibe gedrückt wird.
Die anatomischen Verläufe der jeweils beidseitig neben der Wirbelsäule austretenden Nerven sind dem Arzt bekannt und auch, welche Muskeln sie versorgen.
Die untere Rückenmuskulatur ist meist auf der betroffenen Seite verhärtet.

Aus dem vom Patienten angegebenen Ausstrahlungsschema und dem bei der Untersuchung durch Beindehnung provozierten Nervendehnungsschmerz, kann vom Orthopäden oder Neurologen, auf den Schädigungsort geschlossen werden.

Meistens ist die Region vom 4./5. LWK (Lendenwirbelkörper) mit Ausstrahlung in den **vorderen** Oberschenkel bis zum Knie betroffen.

Sind LWK5 /S1 (erster Sacralwirbel = Kreuzbeinwirbel) betroffen, verläuft der Schmerz vom Rücken über den **seitlichen** Oberschenkel, ähnlich einem „Generalsstreifen" am Hosenbein entlang, bis zum Unterschenkel und hier entweder quer zur großen oder weiter seitlich zur kleinen Zehe.

Schmerzcharakter:

Der unangenehm ausstrahlende, ischialgiforme Schmerz steht im Vordergrund.

Modell der Lendenwirbelsäule

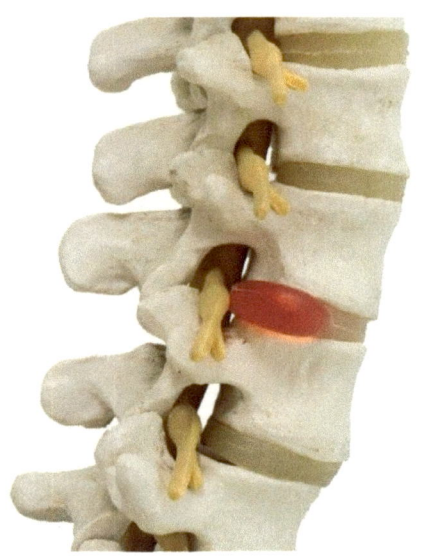

Die massiven, würfelförmigen Lendenwirbelkörper werden auf Abstand gehalten durch die elastischen Bandscheiben (beige). Sie schließen glattbegrenzt an allen Rändern ab, bis auf den hinteren Bandscheibenvorfall (rot), der deutlich sichtbar den aus dem Rückenmarkkanal austretenden Nerven (gelb) an seiner verdickten Wurzel drückt und damit in dessen Versorgungsgebiet Schmerzen auslöst.

Außerdem sind auch die knöchernen Wirbelfortsätze am Rücken klopfempfindlich, die Streckungen des Beines, im Liegen und in die Höhe ist meist nicht vollständig möglich durch den Nervendehnungsschmerz.

Die Rückenschmerzen sind oft so stark, dass nur noch ein zwanghaftes Gehen in krummer Haltung, mit Rumpfbeugung nach vorn, deutlich nach einer Seite verzogen, möglich ist.
Jegliche unnötige Bewegung wird vermieden.

Die entsprechende Hüft-Becken-Seite wird steif gestreckt gehalten.
Husten und Niesen verstärken den einschießenden Schmerz!

Gefahren bestehen darin, dass es durch dauernden Druck auf die Nervenwurzel zu anhaltenden Ausfällen kommen kann.

Daher zeigen sowohl das Auftreten von Blasen und Mastdarmschwierigkeiten wie z. B. eine Überlaufblase, bei der der Urin nicht mehr komplett entleert werden kann oder eine Schwäche des Afterschließmuskels mit unkontrollierbarem Stuhlabgang, als auch ein „Fall-Fuss" einen Notfall an!

Dringende Vorstellung in einer Klinik ist geboten!

Bei **Radikulopathien** der höher sitzenden Lendenwirbel **L2-L4**, die Leisten- und Knieschmerzen erzeugen, ist es ratsam, sowohl eine **Hüft**- als auch eine **Kniegelenkarthrose** vor der Behandlung auszuschließen, da sie täuschend ähnliche Beschwerden verursachen können.

(griech.: -pathos = Leiden, Schmerz)

Differentialdiagnostische Unterscheidung zur **diabetischen Radikulopathie**:

Irritierenderweise ähneln entzündliche oder durch Diabetes mellitus ausgelöste radikuläre Nervenreizungen, denen des Bandscheibenvorfalles.

Möglich sind sie an jeder nervalen Struktur, treffen aber zumeist die der Beine und hier speziell den **vorn über den Oberschenkel** verlaufenden Nerv.

Schmerzcharakter:
einseitige starke Schmerzen, die hinten vom Kreuz über die Hüften quer nach vorn zur Innenseite des Oberschenkels ausstrahlen und oft als **Krampf** wahrgenommen werden.

Gefühlsstörungen sind selten, aber der Kniescheibenreflex ist meist vermindert.

Die Symptomatik kann nach einigen Tagen oder Wochen von selbst rückläufig sein.
Es sollte bei starker Symptomatik jedoch mittels bildgebender Verfahren, MRT, eine Wurzelirritation, in dem Falle vom 4. Lendenwirbel (L4), bedingt durch einen Bandscheibenvorfall ausgeschlossen werden.

Wurzelreizsymptome nach Bestrahlungen, von beispielsweise Tumoren, können noch nach mehreren Jahren, mittels zunehmender Vernarbungen neu auftreten.

Weitere entzündliche Ursachen sind **<u>Borreliose</u>** oder **<u>Gürtelrose (Herpes Zoster):</u>**

Schmerzcharakter:
Diese Schmerzen sind unabhängig von Positionsänderungen der Wirbelsäule oder Zugausübungen im Nervengebiet.

Die **Gürtelrose**, anfangs gekennzeichnet durch einen semizirkulären Befall einer Körperregion mit schmerzhaften Bläschen, geht nach deren Abheilung über in das chronische, postherpetische Syndrom, bei dem systematische **Attacken von Schmerzen** zwischenzeitlich von Ruhephasen abgelöst werden.

Die **Borreliose** wird durch einen Zeckenbiss hervorgerufen und weist zunächst einen hochroten, kreisförmigen Wall („Wanderröte") an der Einstichstelle der Zecke auf.

Schmerzcharakter:
Der Übergang in die zweite Phase weist zahlreiche, unspezifische Symptome auf, angefangen von einem leichten grippalen Infekt mit Abgeschlagenheit, über diffuse Kopfschmerzen, bis hin zu einigen Lymphknotenschwellungen.

Im dritten Stadium kommen hinzu: multiple Gelenkschmerzen, penetrante, dauerhaft brennende, reißende oder bohrende **radikuläre Schmerzen** durch **Entzündung** der **Nervenwurzeln**.

Nichtradikuläre Schmerzen:
Reizungen der **Wirbelzwischengelenke** (=Nebengelenke = Facettengelenke) und ihrer bindegewebigen Kapseln.

Schmerzcharakter:
Die Schmerzen folgen keinem Nervenverlauf, sondern einer Muskelkette.
Im Vordergrund steht ein meist einseitiger Rückenschmerz mit Bewegungsblockade durch die diffus gereizte und verkürzte Muskulatur.
Provokationsversuch: Durch Überstreckung der Wirbelsäule (der Facettengelenke) lässt sich ein dumpfer, tiefsitzender, schlecht lokalisierbarer Schmerz im Kreuz erzeugen.

Je nach Höhe der Gelenke und der tangierten Muskulatur kann ein diffuses Ziehen in Leiste,

Unterbauch, Hoden, selten über das Knie hinaus reichend, auftreten.

Schmerzmaximum abends.

Im Liegen mit geradem oder leicht unterpolstertem (gebeugten) Rücken, stellt sich eine Verbesserung der Beschwerden ein.

Bei der körperlichen Untersuchung finden sich Druckpunkte an den tastbaren, seitlichen Wirbelfortsätzen, als auch in der schmerzenden Muskulatur, in den Triggerpunkten.

Diese sind tastbare, passagere „Muskelknoten" mit schlechter Durchblutung, daher schmerzhaft. Sie steuern jeder Bewegung entgegen und regen den Schmerz immer wieder neu an (Triggerung).

Hält der Zustand länger an, wird oft auch die Gegenseite in Mitleidenschaft gezogen.

Der Piriformis Muskel

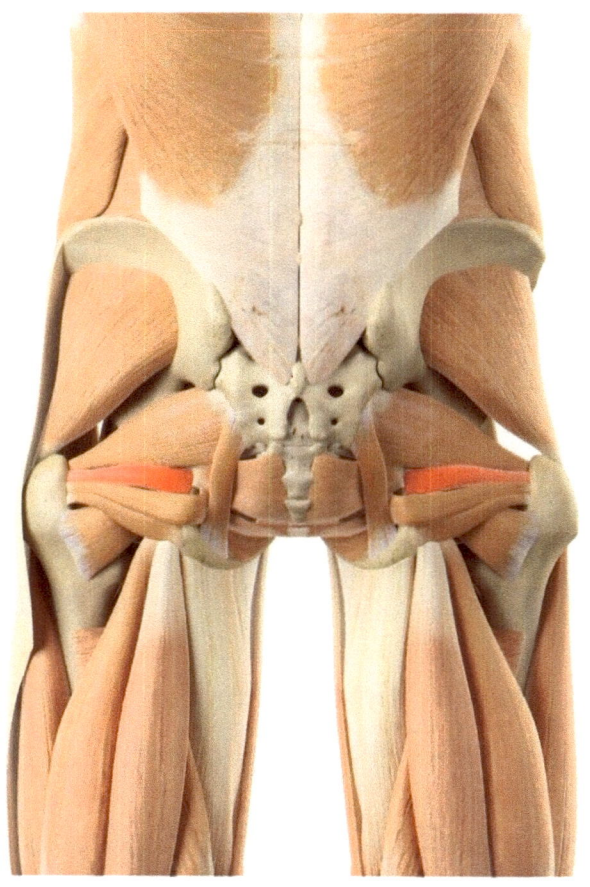

Zwischen Beckenschaufelrändern oben, dem Kreuz- und Steißbein in der Mitte und den rechts und links vorstehenden Knochenwölbungen des Oberschenkelknochens, sind drei querverlaufende, fingerförmige Muskeln zu sehen.

(Die große, darüberliegende Gesäßmuskulatur, wurde an diesem Modell bewusst weggelassen.)

Unter dem **rotmarkierten** Muskel **liegt ein**, mit etwas Phantasie betrachtet, **birnenförmiger Muskel**. Das ist der Musculus piriformis.

Das Piriformis-Syndrom:

Über den Sitzknochen des Beckens befinden sich Durchgangslöcher für drei einzelne, schmale Muskeln, die wie Finger einer Hand ausgespannt sind.

Zwischen ihnen hindurch webt sich der Nervus Ischiadicus einzeln, wie beim Weben auf einem Webstuhl hindurch, zu seiner Bahn am Bein.

Einer dieser fingerförmigen Muskeln, der kräftigste von ihnen, heißt Musculus piriformis (birnenförmig).

Er verbindet den Kreuzbeinrand mit dem oberen Teil des Oberschenkelknochens innen.

Er überquert und balanciert dadurch das Hüftgelenk aus, ermöglicht das Anheben und die Drehung des Beines.

Seine einwandfreie Funktion ist wichtig für das

Laufen und Stehen. Dementsprechend gravierend sind seine Ausfallerscheinungen.

Schmerzcharakter:
Schmerzen und Missempfindungen vom Oberschenkel bis in die Fußsohle hinein treten beim Joggen, Radfahren oder Treppensteigen auf.
Aber auch das Sitzen, oder allein der Lagewechsel beim Drehen im Bett können reißende oder schneidende Schmerzen durch die quetschende Bewegung des Piriformis auf dem Ischiasnerven hervorrufen.
Bei der Untersuchung im Liegen dient der, durch **passive Innendrehung des Beines in Streckung**, hervorgerufene Schmerz als ein Beweismittel für die Diagnose Piriformis-Syndrom.

Ursachen:
Die Schädigung kann einmal dadurch erfolgen, dass der Nerv unter dem Muskel gepresst wird durch ungünstiges Sitzen (Portemonnaie in der Tasche, zu kurzer Autositz bei ausgestrecktem Bein) oder durch komplexe Überbelastung des

Körpers, welche zur Anspannung aller Muskeln führt.

Auch langfristige Hebelwirkungen auf die Iliosacralgelenke, Beckenfugen, (z.B. bei Gartenarbeiten: Schieben schwerer Schubkarren einen Hang hinauf) erhöhen dauerhaft den Anspannungszustand des M. piriformis.

Infolge eines schweren Sturzes auf das Gesäß mit nachfolgendem ausgedehntem Bluterguss, der in der Tiefe vom Körper nicht vollständig abgebaut wurde, können, äußerlich nicht sichtbare, Vernarbungen in der Tiefe folgen, die den Nerven dauerhaft reizen.

Bei Unklarheiten in der Symptomatik des Piriformis- Syndroms sollten auch Untersuchungen mittels Röntgenverfahren zum Ausschluss von Hüftgelenkerkrankungen, Veränderungen an den Beckenfugen, Wirbelverschleiß, aber auch von Tumoren oder Metastasen vorgenommen werden.

Rückenschmerzen bei älteren Menschen:

Lumbale Spinalkanalstenose:

(lat. -spina = Wirbelsäule)
(griech. -stenosis = Verengung)

Die Einengung des Rückenmarkkanales entwickelt sich meist erst im Alter und kann auf verschiedene Weise entstehen.
Der Innenraum des Wirbelkörpers für das Rückenmark wird vermindert durch:

- Knochenwucherung

-Anschwellung, Verhärtung der innen verlaufenden Längsbänder

- das Abgleiten eines Wirbels aus der biologisch vorgegebenen Achse (Wirbelgleiten).

Betroffen ist meist die Lendenwirbelsäule.
Durch diese Verengungen kommt es zur Unterbrechung der regulären Durchblutung, gefolgt von Sauerstoffmangel. Es treten Krämpfe in der Muskulatur auf.

Schmerzcharakter:
Bezeichnend sind Schmerzen, die nach immer kürzer werdenden Wegstrecken in beiden Beinen auftreten, diese werden „immer schwerer".
Es entsteht das Gefühl, ab Kreuz **immer tiefer gezogen** zu werden durch anhängende „Bleigewichte".

Dieses Syndrom wird auch **Claudicatio (Hinken)) spinalis** genannt.
Typischerweise bessern sich die Gehbeschwerden beim Schieben eines Einkaufswagens.
Hierbei wird das normale **Hohlkreuz (Lordose)** aufgehoben, indem die Lendenwirbelsäule in die entgegengesetzte Richtung gebeugt wird und einen **Buckel (Kyphose)** macht.
In dem Moment ist auch das Stehen erleichtert.
Die Durchblutung des Rückenmarkes bessert sich in dieser Phase, um beim aufrechten Gehen später erneut wieder gedrosselt zu werden. Die Schmerzen sind wieder da.
Die möglichen Gehstrecken werden mit der Zeit immer kürzer.
In Ruhe und im Sitzen bestehen keine Beschwerden.

Aber auch beim Liegen mit Hohlkreuz kann es Schwierigkeiten geben. Sowohl die Empfindung (Taubheit), als auch die Bewegungsmöglichkeiten (Motorik) sind gleichermaßen vermindert.

Abhilfe schafft die Lagerung im Stufenbett: Hüft – und Kniegelenke sind 90 Grad gebeugt, die Unterschenkel lagern auf einem hohen! Gummiball oder viereckigem Gymnastikkissen. Dabei wird die Lendenwirbelsäule automatisch nach hinten durchgedrückt und liegt ohne Lordose der Matratze eng an.

Diese Position bewirkt folgende Effekte: Es kommt zur Entlastung der Gelenkkapseln der degenerierten Wirbelsäulennebengelenke, damit lässt auch die umgebende Spannung im Bindegewebe nach.

Jene Lage bedingt eine geringe Aufweitung des Spinalkanals, wodurch die inneren Venen entstaut und die vorher blockierenden Ödeme (Flüssigkeitsansammlungen) aus dem Gewebe ausgeschwemmt werden. Der Druck auf das Rückenmark lässt nach. Mittels bildgebender Diagnostik lassen sich die genaueren Ursachen der Rückenmarkbedrängung als Voraussetzung für eine effektive Therapie ermitteln:

-übermäßiges Hohlkreuz,
-ausufernde Bandscheibenvorwölbungen,
-Verdickung der Längsbänder im Spinalkanal,
-Wirbellockerungen oder Wirbelgleiten.

Differentialdiagnostik:
Im Unterschied zur „Schaufensterkrankheit", der Claudicatio intermittens (zeitweises Hinken), aufgrund von Durchblutungsstörungen bei Verschlüssen der unteren Bauch- und der Leistenarterien, bei der allein aufrechtes Stehenbleiben eine Verbesserung bringt, müssen Patienten mit **Claudicatio spinalis** sich außerdem noch aus dem Hohlkreuz bringen (nach vorn neigen).

Eine spezielle Variante der Einengung des Rückenmarkkanals stellt das **Wirbelgleiten,** die **Spondylolisthesis** dar.

(griech. -spondylos = Wirbel)
(griech. -olisthesis = Gleiten)

Neben einigen angeborenen Fehlbildungen der Wirbelkörper, oder aber einem Knochenbruch nahe der Nebengelenke, kann im höheren Alter oder nach übermäßiger Belastung, eine Abnutzung (Verschmälerung) der Bandscheibe die Ursache für das ‚Rutschen' des Wirbels aus seinem Gefüge sein.

Schmerzcharakter:
Anzeichen für ein <u>akutes Gleiten</u>: ausgeprägtes Hohlkreuz mit äußerst starken, schmerzhaften Instabilitätssymptomen des „sich- nicht- Halten- Können" oft gleich nach dem Aufstehen.
Oder, ein Gefühl „wie ein Durchbrechen im Rücken", wobei das Zusammenziehen des Körpers im Kreuz, dem Patienten fast den Atem nimmt.
Der Betroffene versucht sich sofort, ohne sich nochmals gerade aufrichten zu wollen, ins Bett zu werfen, um mit angezogenen Beinen liegen zu bleiben.
Manchmal können die Beschwerden von allein wieder abklingen, wenn der Wirbel wieder Halt gefunden hat. Bei einem Bruch in den Facettengelenken ist die Chance dafür gering.

Bei der allmählichen Entwicklung der chronischen Spondylolisthesis variieren die Beschwerden je nach Ausdehnung.

Bei den einen anfangs noch unbemerkt als Zufallsbefund beim Röntgen entdeckt, können sich bei den anderen die Schmerzen schleichend anbahnen, als gürtelförmig von hinten nach vorne reichend, gekoppelt mit einem Gefühl der Schwere morgens nach dem Aufrichten. Wiederum andere Betroffene leiden bereits frühzeitig.

In schweren Fällen können Reflexausfälle, Gefühls- und Bewegungsstörungen auftreten. In diesem Stadium kommen dann auch die vom Bandscheibenvorfall her bekannten, sehr ähnlichen Schmerzausstrahlungen in die Beine vor.

Erfolgt diese Ausstrahlung analog des Ausbreitungsgebietes eines Nervens, handelt es sich wieder um ein Nervenwurzelsyndrom, bei dem die Quetschungen sowohl des Nervens, als dieses Mal auch des Rückenmarkes, durch verrutschende Wirbelkanten hervorgerufen werden, oft auch nach einem Gefügebruch der Nebengelenke.

Ein erheblicher Schmerz!
Rückenschmerzen bei **Osteoporose:**

(griech. -osteon = Knochen)
(griech. -poros = Pore)

Osteoporose bezeichnet eine krankhafte Verminderung der Knochensubstanz.
Es gibt zahlreiche Ursachen dafür:

1. Bewegungsmangel

Knochen bildet sich nur durch regelmäßigen senkrechten Druck auf das Skelett beim Stehen, Gehen oder Sport treiben. Selbst bei einem Jugendlichen, der z.B. wochenlang auf der Intensivstation liegt, würde das Skelett entkalkt sein, wie bei einem 90jährigen, wenn nicht passiv regelmäßige Krankengymnastik durchgeführt werden würde.

2. Vitamin D3 Mangel
Dieses Vitamin, abhängig vom Sonnenlicht, fördert die Calciumaufnahme in der Darmschleimhaut.

Bei Mangel kommt es zu Knochenentkalkungen, dadurch zu Knochenerweichungen und Verbiegungen (Rachitis beim Kleinkind- O-Beine) oder direkt zu Verminderung der Knochendichte und Erhöhung der Knochenbruchgefahr.

Eine zeitgleiche Schwächung der Muskulatur führt zu Koordinationsstörungen und Abnahme der Schnellkraft.

Der Prozess kann schleichend verlaufen und ist kombiniert mit zunehmenden, undefinierbaren Ganzkörperschmerzen.

Vit. D3 wird in **allen** Körperzellen als Energiespender gebraucht, daher leistet der Mangel einer **Vielzahl anderer, ernster Erkrankungen** Vorschub, wie z. B einem schlechten Immunstatus.

3. Einnahme von Cortisol (z.B. bei Asthma)

Eine Nebenwirkung besteht in der Störung des täglichen Gleichgewichtes zwischen Knochenauf-und-abbau. Die aufbauenden Vorgänge verlieren den Wettlauf. Der Knochen wird porös.

4. Magen-Darm-Erkrankungen
mit eingeschränkter Resorption von Mineralien
(Calcium), oder Vitaminen.

Etwa 40% des benötigten Calciums werden im
Dünndarm, nur geringe Anteile im Dickdarm
aufgenommen, dadurch kommt es auch bei
akutem Aufflammen chronischer Entzündungen
des Darmes zu verminderter Calciumaufnahme,
welches nicht nur beim Knochenaufbau fehlt,
sondern auch zu erheblichen Störungen im Herz-
Kreislauf- und Nerven- System führen kann.

5. Systemerkrankungen wie Lymphome (Hodkin'
Lymphkrebs), Blutkrankheiten, Metastasen von
Catcinomen (Niere, Schilddrüse, Bronchien)

Die Tumore bei verschiedenen Krebserarten
können durch Bildung von drüsenähnlichem
Gewebe autonom (unkontrolliert und abseits der
eigentlichen Drüse) Hormone produzieren, die
die echten imitieren und dadurch zu Aktivierung
des Knochenabbaus mit Entkalkungsherden
führen.

6. Östrogenmangel
Dieser findet sich bei Frauen in den Wechseljahren häufig und bedingt damit oft die Ausbildung einer Osteoporose, wenn noch ein ungünstiger Lebensstil (Bewegungsarmut) oder ernste Begleiterkrankungen hinzukommen.

Durch das Zusammensinken der Knochensubstanz aufgrund fehlender Festigkeit bilden sich Keilwirbel, die den Rücken krümmen, den Rumpf nach vorn fallen lassen.
Die Körpergröße schrumpft.

Die Kreuzschmerzen entstehen durch die Fehlhaltung. Die überdehnten Muskel-Sehnenendigungen zerren an der Knochenhaut der Wirbelkörper, jeglicher Positionswechsel ist schmerzhaft, da die Kräfte der falsch belasteten Muskulatur außerdem schwinden.

Allein, bei plötzlichen Dreh- oder Ruckbewegungen kann es zur spontanen osteoporotischen Wirbelfraktur kommen, einhergehend mit extremen Schmerzen.

7. Mastozytose:
Mastzellen unterstützen durch Ausschüttung spezieller Substanzen (Botenstoffe) die Immunabwehr. Bei einer Mastozytose sind sie im Körper z. B. in Haut und Schleimhäuten in der Überzahl vorhanden. Im Knochen führen sie zur Verdrängung der wichtigen kalkhaltigen Stützsubstanz, indem sie in den meisten Fällen auch noch die Knochenabbauzellen (Osteoklasten) aktivieren. Der Knochen wird dadurch porös (Osteoporose) und verarmt an Calcium.

Dieses betrifft vor allem das Organ, welches der höchsten Belastung ausgesetzt ist, - die Wirbelsäule. Innere Instabilität führt zunächst zu diffusen Schmerzen und einem allmählichen Zusammensintern der Wirbel. Spontan oder durch Bagatellbewegungen kann es zu Knochenbrüchen kommen.

Schmerzcharakter:
Akute, hochgradige, zusammenschnürende Schmerzen, die im Brustkorbbereich gleichzeitig zu einer erschwerten Atmung führen können.

8. Nebenschilddrüsenerkrankung:
Die Nebenschilddrüse (Parathyreoidea) erhöht durch Aktivierung der Calciumabbauzellen (Osteoklasten) und der Rückresorption aus dem Harn in der Niere den Calciumgehalt und senkt gleichzeitig den Phosphatgehalt im Blut.
Dadurch wird der gesunde, alltägliche Knochenan- und -abbau reguliert.
Das zuständige Hormon ist das Parathormon.
Bei Überfunktionsstörung erhöht sich die Aktivität der Osteoklasten und damit die Calciumlösung aus dem Knochen, das zur Osteoporose und damit zu Knochenschmerzen führt.
Eine vermehrte Calciumausscheidung durch die Niere führt zu Nierensteinen, gleiches geschieht in der Gallenblase.
Die **Nebenschilddrüsenüberfunktion** wird deshalb auch als **„Stein- Bein- und Magenpein"** bezeichnet.
Im Magen kommt es zur erhöhten Säuerung, zu Sodbrennen und Magenschmerzen.

Außerdem treten auf:
-häufiges Wasserlassen (Polyurie)
-Durst, Mundtrockenheit

-Verstopfungen
-Müdigkeit, Depressionen
-Muskelschwäche

Bei der **Nebenschilddrüsenunterfunktion** kommt es durch den Calciummangel zu einer Nervenüberempfindlichkeit:

-Gelenk- und Rückenschmerzen
-starke Krampfanfälle (Gesicht-Augen), Arme und Beine, Bauch
-Darmkoliken
-Taubheitsgefühle, Kribbeln in Händen und Unterarmen, Mund
-Stimmritzenkrampf
-Speisenunverträglichkeiten, bedingt durch eine gestörte Aufnahme in der Darmschleimhaut (Malabsorptionssyndrom)
-Innenohrschwerhörigkeit
-Puls unter (50) 60
-Atemnot durch Krämpfe der Atemmuskulatur
-niedriger Blutdruck
-Herunterhängen der oberen Augenlider
-Angst, Reizbarkeit
-Medikamentennebenwirkung:
(Beipackzettel lesen)

z.B. durch Magensäurehemmer (Pantoprazol)
Die Verminderung des sauren Milieus im Magen
bewirkt   eine schlechtere Aufnahme von Vit.
B12, Folsäure, Vit. C, <u>Vit. D3 und Calcium!</u>
Neben den osteoporotischen Symptomen treten
dadurch noch zusätzliche Mangelerscheinungen
auf.

9. Schmerzen durch Schrumpfung
der Körperhöhe:
Dieses geschieht einmal durch die Abflachung
der Bandscheiben im Alter.
So wie auch der Flüssigkeitsgehalt der Haut
nachlässt und sie nicht mehr so aufgepolstert
wirkt, geschieht das auch mit dem Bandscheiben-
Polster.

Zum anderen verändern sich auch die
Wirbelknochen selbst. Durch die Osteoporose
flachen sie sich ab (sintern) oder werden
keilförmig.

Es folgt ein krummer Rücken.
Da der Mensch aber für den geraden, aufrechten
Gang geschaffen wurde und in den dafür

angelegten Wirbelkörperdurchlassöffnungen in der Wirbelsäule die Nerven entspringen, werden diese durch die sich einstellenden Erniedrigungen schmerzhaft gedrückt. Es kommt zur bekannten Muskelverkürzung und weiteren Verkrümmung der Haltung.

Besonders bei Frauen sichtbar, verschwindet die typische Taille. Die unteren Rippen des Brustkorbes sind manchmal gar nicht mehr vom Beckenrand abgrenzbar, weil sie im Sitzen dahinter, in den Beckenschaufeln verschwinden.

In manchen Fällen, in denen die Rippe aber genau auf dem Beckenkamm aufstößt, besonders beim Im- Sessel-Sitzen, entstehen durch die Berührung scharfe, stechende Schmerzen.

Ursächlich dafür sind die **Rippennerven**, die mit den zugehörigen Blutgefäßen ringförmig am **Unterrand** der **Rippe** entlangziehen.

Fordert man die Patientin auf, sich im Sitzen mit dem Oberkörper nach der Gegenseite zu lehnen, lassen die Schmerzen sofort nach, da sich die Rippe vom Beckenkamm wegbewegt.

Ein konsequentes Haltungstraining unter Schmerzlinderung durch Medikamente oder Lasertherapie, kann zu einer dauerhaften Linderung führen.

Knöchernes Becken
Kreuzbein, Oberschenkel,
3.-5. Lendenwirbelkörper

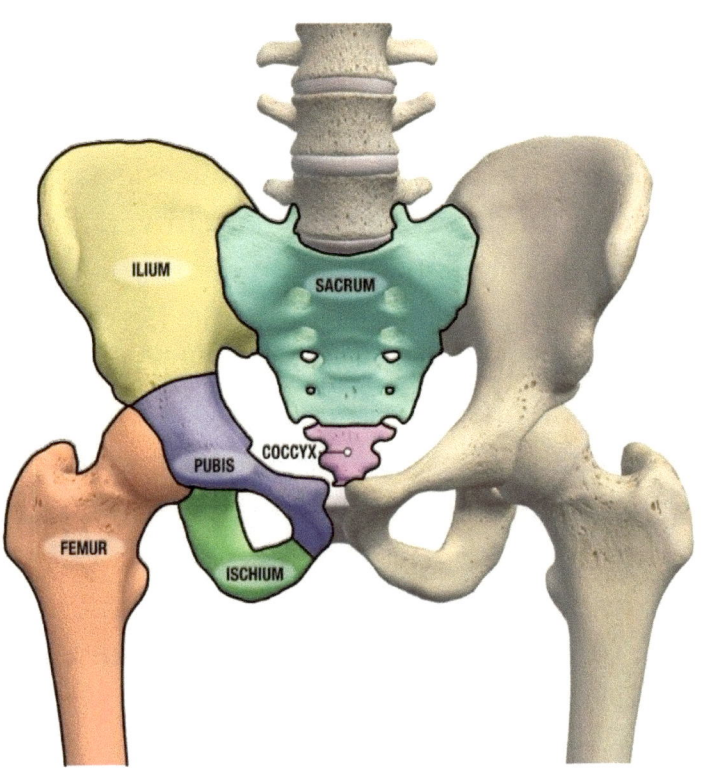

Türkis: Kreuzbein.

Gelb: Beckenschaufel, dazwischen die Beckenfugen (schwarzer Strich)

Rosa-Lila hell: Steißbein
Grün: Sitzbein
Orange: Oberschenkel
Violett: Schambein

Erkrankungen der Beckenfugen:
= Iliosacralfugen (ISF)

(lat.: -ilia = Leiste; deutsch:Beckenschaufel)
(lat.: -sacer = heilig; dem Kreuzbein zugehörig)
(-itis steht immer für Entzündung).

Morbus (Mb.) heißt Krankheit und wird immer mit dem Namen des Entdeckers zusammen genannt.

Die Bezeichnung **Mb. Bechterew**, auch als **Sacoiliitis** bezeichnet, steht für eine schmerzhafte, chronisch- **entzündliche Verknöcherung**, **vorwiegend der Beckenfugen**, aber auch der Gelenkkapseln der beiden seitlichen Zwischenwirbelgelenke (Facettengelenke) links und rechts der Wirbelsäule.

Schmerzcharakter:
Typisch sind die **nächtlichen, tiefsitzenden Kreuz- (Fugen-)schmerzen,** die unmittelbar zu einer frühmorgendlichen Bettflucht führen.

Ischialgiforme Ausstrahlungen sind selten.
Der Allgemeinzustand wird schnell beeinträchtigt, bedingt auch durch die frühzeitig einsetzenden **extremen Versteifungen** in den Seitgelenken der Hals- und Lendenwirbelsäule.
In zunehmendem Maße kommt es zur Einschränkung der Atembewegungen durch Schmerzen am Brustkorb. Husten und tiefes Einatmen, z. B. beim Gähnen, werden zur Quälerei.
Liegen auf der Seite oder Zusammendrücken der Beckenschaufeln (Fugen) durch den Untersucher reproduzieren regelmäßig einen starken Schmerz.

Muskelverspannungen und -verhärtungen am gesamten Körper führen zusätzlich zu Bewegungsverlusten.

Im Röntgenbild sind kaum noch Bandscheiben zu erkennen, die Gelenkspalten fast aufgehoben (Bambuswirbelsäule).

Die Längsbänder <u>im</u> Wirbelkanal sind komplett verknöchert

Bei der Blutuntersuchung finden sich aufgrund der entzündlichen Komponente immer eine erhöhte Blutsenkung, sowie meist als Marker ein positiver HLA-B 27- Wert.

Es kommt im Laufe der Zeit zu einer extremen Beugung des gesamten Rumpfes nach vorn.
Im Spätstadium ähnelt die Haltung der einer Bogenlampe.
Der Kopf kann nicht mehr aufgerichtet werden, der Blick führt ständig <u>nur</u> nach unten.
Daher müssen spezielle Spiegelbrillen angefertigt werden, da sonst außer den Fußspitzen nichts mehr gesehen werden kann.
Durch die Überziehung der Muskulatur treten auch typische Fersendehnschmerzen auf.

Eine Sacroiliitis kann auch noch kombiniert sein mit einer chronisch fistelnden Darmentzündung (Mb. Crohn; Colitis ulcerosa), die durch blutig-eitrige Durchfälle gekennzeichnet ist.

Wurzeltaschen – Zysten:

Sie finden sich typischerweise an den hinteren Rückenmarkwurzeln in Höhe des 2.-3. Kreuzbeinwirbelloches.

Meist stellen sie unauffällige Zufallsbefunde dar. Erreichen sie (selten) aber eine gewisse Größe, durch einen Zirkulationsstau der inliegenden Flüssigkeit, kann es durch Druckerscheinung zur Ausdünnung der Knochenstrukturen mit der Reizung naheliegender Nerven kommen.

Schmerzcharakter:
Dieses Krankheitsbild vermag sämtliche Symptome eines Bandscheibenvorfalls zu imitieren. Der differentialdiagnostische Unterschied liegt darin, dass der Bandscheibenvorfall zumeist akut einsetzt, währenddessen sich das Wurzeltaschen-Syndrom schleichend über den radikulären Nervenschmerz, das Taubheitsgefühl bis hin zu eventuellen Lähmungserscheinungen entwickelt.

Steißbeinschmerzen- Koccygodynie:

(lat. – os coccygis = Kuckucksbein)
(griech.: -odynie= Schmerz)

Schmerzcharakter:
Druck, Ziehen, Stechen, Brennen beim Sitzen, Aufstehen, langen Gehen, Stuhlgang, Geschlechtsverkehr. Ausstrahlungen in den Analbereich oder die Hüften sind möglich.

Als Ursache kommen indirekte oder direkte Verletzungen des Nervengeflechts um das Steißbein herum in Frage z.B. durch:

-eine Entbindung mit Aufdehnung der umgebenden Muskeln und Sehnen

-Druckerscheinungen nach langem Sitzen auf harter Unterfläche (Fahrradsattel)

-direkten Sturz (auf einer Eisfläche)

-Verrenkungen und Zerrungen mit Beteiligung des Beckenbodens.

-psychische Überanstrengung mit allgemeiner muskulärer Verkrampfung.

Spondylodiszitis:

(griech. -spondylos = Wirbel)

(lat. -discus = Platte (in diesem Fall Knorpelplatte des Wirbels)

Bei diesem infektiösen Krankheitsbild wird zunächst die Bandscheibe von einem Erreger befallen.

Die Entzündung breitet sich im Gefolge auf die benachbarten Wirbelkörper und das umgebende Bindegewebe aus und wird zur:

Spondylitis:
Sie ist die Osteomyelitis des knöchernen Wirbelkörpers.
(lat. -os =Knochen)
(griech: -myelon = Mark)

Sie beginnt in den oberen und unteren Abdeckplatten der Wirbelknochen.

Aufgrund der relativen Seltenheit vergehen oftmals Monate bis zur Diagnosestellung.
Inzwischen verfließen im MRT bereits die oben genannten Abgrenzungen derart, so dass der eigentliche Ursprungsort nicht mehr eindeutig festgestellt werden kann.

Trotz der Möglichkeiten der Antibiotikatherapie, ist diese Erkrankung noch immer als lebensbedrohlich anzusehen!
Die Infektion kann über das Blut übertragen werden durch Bakterien, Pilze, Parasiten.
Während eine bakteriell verursachte Spondylitis akut aufflammt, verläuft eine Tuberkulose eher schleichend mit subfebrilen Temperaturen.
(50 % aller Skelett-Tuberkulosen finden sich in der Wirbelsäule.)

Eine sofortige stationären Einweisung sollte vorgenommen werden.
Besonders gefährdet sind abwehrgeschwächte und mehrfachkranke Patienten bei z.B. Nieren- und Lebererkrankungen, Diabetes mellitus,

Magen-Darm-Infektionen, Drogenabhängigkeit, HIV, Krebserkrankungen.

Differentialdiagnostisch sind bei Kindern Entwicklungsstörungen an den Wirbelendplatten (Mb. Scheuermann) auszuschließen, bei jugendlichen Erwachsenen der Mb. Bechterew. Die Darstellung im Röntgenbild kann ähnlich sein.

Übertragungswege von außen:
Eine direkte Infizierung bei mikrochirurgischen Operationen ist sehr selten, ebenso wie nach Schmerz-Infiltrationsbehandlungen oder bei einer Periduralanästhesie (im Volksmund: Rückenmarknarkose).

Eine besondere Folge der Knocheninfektion ist der daraus resultierende **Abszess,** der bei seiner Wanderung entlang des weichen Bindegewebes, welches die Wirbelsäule umgibt, meist einige Zeit unerkannt bleiben kann.

Schmerzcharakter:
Die **anfänglichen** Symptome sind unspezifisch: unklare Rückenschmerzen, allgemeine

Befindlichkeitsstörungen wie Schwäche. Bei der Untersuchung **fehlt** ein **lokalisierter Druckschmerz** über der hinteren Wirbelsäule.

Je nach Größe und Dauer des Abszesses fallen neben Nachtschweiß, Druckerscheinungen, Spannungen und Bewegungsbeeinträchtigungen auf, die dann akut in eine extensive Schmerzsymptomatik umschlagen können.

Danach ist das Aufrichten im Stehen aus der Rumpfvorbeugung so schmerzhaft, dass dabei die **Hände zur Entlastung auf die Oberschenkel gestützt** werden. Ebenso empfindlich ist die Wirbelsäule **in dieser Phase** gegenüber **Erschütterungen:** beim Fallenlassen auf die Fersen, oder dem Abklopfen der Wirbelsäule.
Selbst leichte Stauchungsschlägen auf den erhobenen Kopf setzen sich als stark schmerzhaft fort.
Die Sicherung der Infektionserreger erfolgt meist durch Anzüchtungen aus dem Blut auf Agarplatten im Labor, um gleich darauf auch die Sensibilität auf spezielle Antibiotika testen zu können.

Röntgen im frühen Stadium gibt oft keine Hinweise, daher ist das MRT die Methode der Wahl.

Eine speziellere Möglichkeit zur Erregergewinnung stellt die Gewebeentnahme unter CT-Kontrolle oder während der Operation dar.

Eine vorübergehende Ruhigstellung der betroffenen Wirbelabschnitte ist notwendig.

Bei solch komplexem Krankheitsgeschehen ist meist eine konsiliarische Zusammenarbeit zwischen: Orthopäden und Unfallchirurgen, Neurochirurgen und Internisten von Vorteil.

Innere Medizin

Die **Rheumatoide Arthritis** (RA) mit oft positivem Rheumafaktor und CC - Antikörpern (cyclisch citrullinierte Antikörper) befällt die **Lendenwirbelsäule** auch bei langjährigem Verlauf **nicht.**

Gallenpunkt:

Rückenschmerzen können durch einige Erkrankungen, der dem Rücken direkt naheliegenden, inneren Organe oder durch deren Schmerzleitung an die Oberfläche entstehen.

Alle Schmerzempfindungen des Körpers laufen über Bahnen des Rückenmarkes zum Großhirn und zurück.

Allerdings, um auch die große Fläche der Haut des Körpers zu versorgen zweigen sich aus den Hauptbahnen der Nerven, die die Eingeweide versorgen, nach Austritt aus der Wirbelsäule, Äste ab.

So kommt es, dass ein **Nerv sowohl ein Organ** als **auch** ein bestimmtes **Hautareal** versorgt.

Diese sind nach ihrem Entdecker benannt und heißen **Head's sche Zonen**.

Eine Besonderheit stellt der „**Gallenpunkt**" dar. Er befindet sich am Rücken neben dem **rechten Schulterblattrand** und ist oftmals ein deutliches Zeichen für eine akute Gallenblasenentzündung, auch wenn der Leibschmerz mit allgemeinen Blähungen noch diffus verteilt ist.

Bauchspeicheldrüse:

Pankreatitis
(griech. – pan = allumfassend)
(griech. – kreas = Fleisch)

Diese länglich geformte Drüse liegt quer in der hintersten Schicht der Bauchhöhle, in der Nachbarschaft von Magen, Darm und Milz.

Sie stellt die wichtigste Verdauungsdrüse für alle Nahrungsbestandteile des Organismus dar.

Schmerzcharakter:
Aufgrund der Stärke und des plötzlichen Einsetzens sprechen Patienten oft von einem „Vernichtungsschmerz".
Ausgehend vom Nabel, ausstrahlend zunächst in den linken Oberbauch, erstreckt sich ein teils drückender, teils reißender Schmerz, die Wirbelsäule in Höhe des 7.-9. Brustwirbels **gürtelförmig** umgreifend, bis hin zum Rücken.
Die **Head'sche Zone** liegt **links** neben dem inneren **Schulterblattrand** und ist schmerzempfindlich.

Durch die obligatorische Begleitentzündung des Bauchfells, setzt eine komplette Lähmung der Darmtätigkeit ein.
Aufgrund der dadurch nicht abgehenden Gase, kommt es zur extrem schmerzhaften Überdehnung der Darmschlingen.
Meistens besteht eine Kombination mit Gallenblasensteinen oder -entzündungen.

Die gedehnten Darmschlingen blockieren gefährlich die Durchblutung und damit die Sauerstoffzufuhr ins Gewebe. Infolgedessen kommt die Darmtätigkeit völlig zum Erliegen, weder Stuhl noch Luft werden befördert.
Bei chronischer Entzündung stehen folgende Unverträglichkeiten im Vordergrund:
Blähende und schwer verdauliche Speisen,
Fette, Alkohol.
Stuhlstörungen: Stuhl schaumig, kittartig- hell
Gewichtsabnahme.

Herzinfarkt:

Durch die zentrale Lage des Herzens inmitten

von Nervengeflechten des Brustkorbes, können nicht nur die bekannten Ausstrahlungen wie bei Angina pectoris zum inneren linken Oberarm auftreten, sondern, speziell bei Frauen oft als erstes Anzeichen, auch **stark drückende und atembehindernde Rückenschmerzen sein.**

Tumore und Metastasen:
Knochenmetastasen verbreiten sich von Carcinomen aus Brust, Prostata, Lunge, Niere und Schilddrüse.

Bevorzugte Lokalisation stellt die Wirbelsäule dar, danach auch Beckenknochen, Oberschenkel, Oberarm, Rippen und Schädel.

Neben Temperaturerhöhung, Nachtschweiß und Gewichtsabnahme stehen die starken, ständig anhaltenden Schmerzen im Vordergrund.

<u>**Tumore**</u> aus dem blutbildenden System zerstören systematisch das Knochenmark und führen zum Abbau der normalen Knochenstrukturen.
Sie können einmal als begrenzte Osteolysen

(Auflösungen) wie beim Multiplen Myelom (Krebserkrankung der Plasmazellen im Blut) erscheinen, das im Sinne einer Gesamterkrankung des Skelettes, in allen Teilen wie ausgestanzt, runde Löcher hinterlässt, die die Stabilität beeinträchtigen, oder auch wie z.B. bei chronisch myeloischer Leukämie zu einer generalisierten Osteoporose mit ausgedünnter Knochenbinnenstruktur führen.

Metastasen:
Auf dem Blutwege erreichen Tumorzellen zunächst das Knochenmark des Wirbelkörpers, in dem sie die knöcherne Hülle entweder durch Auflösung oder übermäßiges Wachstum (Sklerose) deformieren.

Schmerzcharakter:
Beide Veränderungen gehen mit erheblichen, flächig ausgebreiteten Schmerzen und dementsprechenden Bewegungsbehinderungen und Verkrampfungen der Muskulatur einher.

Dermatologie

Eine weitere mögliche Ursache für eine **Sacroiliitis** (s.o. Beckenfugenentzündung) oder Arthritis (Gelenkentzündung) besteht im Rahmen von systemischen Erkrankungen unter Beteiligung der Haut.

Am häufigsten handelt es sich dabei um die Schuppenflechte, medizinisch **Psoriasis genannt** (griech. Psora = Krätze, Schorf), die aufgrund des **Juckreizes zusätzlich zu den Schmerzen** und den äußerlichen **Entstellungen** zu einer enormen subjektiven Belastung der Patienten führt, mit oftmals einschneidenden beruflichen Konsequenzen (wegen lebenslanger Therapieerfordernis).
Es treten verschiedene Varianten auf:

1. akut exanthemisch:
   (griech.: exanthemos = ich blühe auf)

   Es bilden sich an Ellenbogen, Knien, dem behaarten Kopf oder hinter den Ohren, anfangs scharf begrenzte runde, rötliche, raue Erhebungen, die mit silbrig schimmernden Schuppen bedeckt sind.

2. chronisch (anhaltend): multiple
   großflächige, und rissige Schuppenareale
   am Körperstamm.

Die Diagnose wird mit Hilfe eines runden
medizinischen Holzspatels gestellt, indem die
Schuppe abgehoben wird, wie eine Wachsschicht
bei der Kerze.
Beim Abkratzen des untersten, letzten
Schuppenhäutchens bildet sich ein kleiner
Blutstropfen.
Dieser „**blutige Tautropfen**" ist der Beweis für
die Diagnose Schuppenflechte.

3. pustulös (lat. pustula = Bläschen;): ist eine
   andere Variante, bei der zusätzliche
   Bläschenbildungen mit sterilem, wässrigem
   Inhalt hinzukommen.

4. Extremvariante „Rothaut": eine auf die
   gesamte Haut übergreifende, hochgradige
   Entzündung mit multiplem Organversagen.
   Sehr selten.

Die ersten beiden Erscheinungsformen sind die häufigsten und können in jedem Alter auftreten, wobei es einen Altersgipfel in jungen Jahren gibt, ausgelöst durch Infektionen mit Streptokokken: Halsentzündungen, Zähne, Scharlach, oder der getriggert (angeregt) wird von Medikamenten (Beta-Blocker).
Diese Formen bilden sich nach Beseitigung der Infektion oder Absetzen der Medikamente zurück.

Ein Teil der Patienten entwickelt durch diese Hautentzündung eine schmerzhafte Arthritis an den Händen (Fingergelenke, einschließlich weißer Flecke unter den Fingernägeln „Ölfleck", („Tüpfel") oder an den Beckenfugen eine **Sacroiliitis**, bei negativem Rheumafaktor.

Schmerzcharakter:
Typischerweise für Entzündungen, treten die Schmerzen **in Ruhe** und **nachts** auf.
Sie sind verbunden mit einer anfänglichen **Morgensteifigkeit**.

(griech.: -blepharon = Augenlid)
Es können damit auch Erscheinungen am

Augenlid (Blepharitis) mit gelblichen Krusten oder als Rötung an der Bindehaut (lat.: Conjunctivitis) verbunden sein.

Neurologie, Neurochirurgie

<u>Erkrankungen im Säuglingsalter</u>

Spina bifida:

(lat. -spina = Dorn)
(lat. -bifidus = in zwei Teile gespalten)

Die Missbildung beginnt meist in der dritten embryonalen Woche. Um diese Zeit formiert sich das ‚Neuralrohr‘ mit Wirbelsäule und Rückenmark.
Folsäuremangel der Mutter wird dafür verantwortlich gemacht.
Da die meisten Organanlagen im Körper paarig sind, formiert sich jegliche Gestaltung im Organismus von zwei Seiten. Auch die Wirbelsäule. Sie wächst, aus zwei Teilen, in der

Mitte zusammen, um das Rückenmark schützend zu umschließen. Wird dieser Verschluss gestört, kommt es zur Spaltbildung.

Ein bekanntes Beispiel an anderer Stelle ist die Hasenscharte, bei der Lippe, Kiefer, Gaumen in der Mittellinie vorn, nicht geschlossen sind.

Ganz ähnlich im Bereich der Wirbelsäule. Bei der harmlosesten Form handelt es sich nur um die schwalbenschwanzähnliche Spaltung der jeweiligen Dornfortsätze. Das Rückenmark ist unbeteiligt. Daher gibt es keine Folgen und die Missbildung wird meist nur zufällig im Laufe des Lebens bei einer Routine-Röntgenuntersuchung entdeckt.

Das Rückenmark selbst, ist zwecks Ernährung und Schutz, als ,verlängertes Hirn' auch mit Hirnhäuten umgeben.

Je nach dem in welche Tiefe die Spaltung führt, ob nur die Hüllen unter der geschlossenen Haut als Zystensack sichtbar werden, oder das gesamte Rückenmark an der Stelle durch die offenstehende Haut nach außen tritt, sind die klinischen Symptome völlig unterschiedlich, manche mit dem Überleben des Säuglings nicht vereinbar.

Schmerzcharakter:
Die Symptomatik reicht von leichten örtlichen Druck- oder Juckerscheinungen über variabel ausgeprägte Muskellähmungen, bis hin zum Totalausfall von Schmerz-, Temperatur- oder Berührungsempfindungen, Minderung bis Ausfall von Blasen- und Darmfunktion.
Im schlimmsten Fall liegt eine Querschnittslähmung vor.
Es besteht bei eröffneter Haut ein hohes Infektionsrisiko.

Während die schweren Formen sofort auffallen und entsprechend behandelt oder die Folgen gelindert werden, kommt es im Erwachsenenalter manchmal zu Überraschungen in der Kreuz- und Steißbeinregion.

Jahrelang können lediglich pfenniggroße, dunklere rötliche Farbflecke oder oberflächliche Hauteinziehungen zu sehen sein. Diese können durchaus Anzeichen für eine darunterliegende Spina bifida geringeren Ausmaßes sein.

Gefährlich wird es, wenn sich an diesen Stellen auch noch gutartige Tumore, wie zum Beispiel

Fettgeschwulste bilden, die operiert werden sollen.

Es muss vorher genau geprüft werden, dass diese Tumore nicht mit einer Spina bifida einhergehen, da ansonsten die Eröffnung der Meningen eine hohe Infektionsgefahr für das Rückenmark darstellen würde.

Chordom:

Dieser bösartige Tumor entsteht aus Resten der embryonalen Urwirbelsäule, der Chorda dorsalis, die sich nach Entwicklung des Knochenskeletts, im Embryo, nicht gänzlich zurückgebildet haben.

(lat. -chorda = Saite; -dorsum = Rücken)
Derartige Zellansammlungen können sowohl in der Schädelbasis, als auch im Kreuzbein verbleiben.

Während sie im Kopf alsbald bei einer Tumorbildung auffallen, werden sie durch ihre flächige Ausbreitung innerhalb des Kreuzbeinknochens mit seinen flachen Gängen erst nach erheblicher Ausdehnung im höheren Lebensalter entdeckt.

Schmerzcharakter:

Nach anfänglichem diffusem Druck fällt das Chordom allmählich durch immense, dumpfe Schmerzen, besonders beim Sitzen auf.

„Als wolle der Knochen aufplatzen," beschrieb es einmal eine 70jährige Patientin.

Blasen- und Darmstörungen können allein durch den Tumor, unabhängig von einer Metastasierung auftreten.

Gynäkologie

Wiederholte Schmerzen im Lenden-Kreuzbein-Bereich können in vielen Fällen normale Regelbeschwerden darstellen, da sich die Gebärmutter (Uterus) bei nichterfolgter Befruchtung, aller 4 Wochen, der vorbereiteten Schleimhaut durch blutige Abstoßung entledigt.

Begleitet wird dieser Vorgang mit wehenartigen Schmerzen durch die Zusammenziehungen der Uterusmuskulatur.

Somit haben einige Frauen mehr unter diesen

ziehenden Schmerzen bis hin zur Übelkeit zu leiden, andere kaum.

Auch die Stärke der Blutung ist individuell unterschiedlich.

Diese Mitbeteiligung der Kreuzbeinnerven erfolgt, weil, ähnlich den anderen inneren Organen wie z. B. Darm, Niere, Schlagader, auch der Uterus mit starken Haltebändern am Bindegewebe des hinteren Bauchraumes (innerer Rücken) befestigt ist und sich die jeweiligen Kontraktionen dadurch auf den dort, neben der Wirbelsäule verlaufenden Nervenplexus übertragen.

Gebärmuttersenkung

Wegbereiter für die Abknickung des Uterus nach hinten oder unten ist oft die Schwächung der Beckenbodenmuskulatur z.B. nach mehreren Entbindungen. Ein regelmäßiges Muskeltraining (mehrfaches Hochziehen des Beckenbodens wie beim Harn- Anhalten-Wollen) kann in jedem Alter dagegenwirken.

Dieses Training wird allerdings oft falsch

verstanden. Es nützt nichts, das Gesäß anzuspannen und locker zu lassen, da die seitliche Becken- und Beinmuskulatur nicht mit der des **Beckenbodens** (ähnlich dem Zwickel im Schlüpfer) zusammenhängt und auch nicht seitlich zusammengeführt werden muss, sondern wie bereits beschrieben, zwischen den Beinen nach oben in Richtung Bauch hochgezogen werden muss.

Myome

Sie stellen gutartige Knoten in der Gebärmutterwand dar, können aber durch die manchmal starke Vermehrung des Organeigengewichtes zu einer schmerzhaften Zugbelastung am Halteapparat, der im Rücken verankerten Bänder, führen.

Endometriose

Sie stellt eine Anlagestörung dar, bei der das menstruierende Innengewebe des Uterus außerhalb, <u>auf</u> oder <u>in</u> den verschiedenen Geschlechtsorganen, dem Darm, oder auch in Organen außerhalb des Bauches der Frau fehlangelagert ist und aller 4 Wochen im Rahmen der monatlichen Regel zu kleineren freien Blutungen führt.

Innerhalb des freien Bauchraumes wird Blutflüssigkeit nicht toleriert. Es kommt sofort dazu, dass sich die Schutzhülle, das flächige Bauchfell, hochgradig entzündet.

Schmerzcharakter:
Stärkste kolikartige Schmerzen bis ins Kreuz hinein. Dieser Zustand ist lebensgefährlich. Die Patientin sollte dringend im Krankenhaus behandelt werden.

Douglasabszess

Es entsteht hierbei eine freie Eiteransammlung an der tiefsten Stelle innerhalb des Bauchraumes: auf dem inneren Beckenboden in einer Gewebefalte hinter der Gebärmutter und vor dem Mastdarm.

Der Eiter „tropft" dort förmlich hinein aufgrund unterschiedlichster Infektionen an den inneren weiblichen Geschlechtsorganen.

Schmerzcharakter:
Typische Kreuzschmerzen, einhergehend mit Fieber und Schüttelfrost.
Koliken im Unterleib, die sich verstärken beim Wasserlassen oder Stuhlgang (durch die Nachbarschaft von Blase und Enddarm), sollten an die Diagnose denken lassen, um eine sofortige stationäre Einweisung zur Abszessdrainage zu veranlassen.

Allgemeinchirurgie

Tumore im Darm:

Der insgesamt 12 m lange Darm ist durch verschiedene Aufhängungen aus Bindegewebe mit der gesamten hinteren Bauchwand verbunden (innerer Rücken), oder liegt ihr direkt benachbart an.

Unter den Bindegewebsstrukturen laufen die gesamten Nervenverzweigungen der Rückenmarknerven entlang, die den unteren Körper bis hin zum Zeh versorgen (Plexus lumbalis).

Entwickeln sich in diesen Regionen Gewebewucherungen im Darm, gutartige oder bösartige Tumore, können diese die vorbeiziehenden Nervenleitungen berühren, sie durchwachsen oder quetschen. Der daraus resultierende, ausstrahlende Schmerz kann ein **radikuläres Syndrom der Wirbelsäule** vortäuschen!

Beispiel: Ein Patient wird mit unteren Rückenschmerzen und ischialgiformen Ausstrahlungen in einem Bein vorstellig. Da sich ab dem 25. Lebensjahr schon Knochenzacken oder Verdickungen an der Wirbelsäule belastungsabhängig ausbilden, bei einem älteren Menschen so gut wie sicher vorhanden sind, **könnten** diese Veränderungen auf dem Röntgenbild die Annahme einer üblichen Ischiaserkrankung durch Wirbel- und Bandscheibenschäden im ersten Moment bestätigen.

Nach dem Motto: „Übliches ist häufig-Ausnahmen sind seltener."

Die ärztliche Differentialdiagnostik ist daher in jedem Fall gefordert, wenn
a) die normale Schmerzbehandlung nicht so wirkt, wie sie es müsste oder
b) sich bei der Abfragung des Patienten (Anamnese) nach vorangegangenen Erkrankungen oder anderweitigen Beschwerden, Verdachtsmomente auf Schmerzursachen durch andere, in der gleichen Körperregion liegende Organe ergeben!

Auch eine **Darmsenkung**, oder eine **Enddarmvorstülpung**, führen zu einem Ziehen an den Bindegewebsaufhängungen einzelner Nerven des Plexus lumbalis.
In den Anfängen ist die Absenkung von außen noch nicht zu sehen, sondern kann nur durch eine kurze oder höhergehende Darmspiegelung entdeckt werden. Später erscheinen die umgestülpten Darmanteile in der Analöffnung.

Die weiteren Symptome ähneln denen bei Hämorrhoiden: Afterjucken, Entzündungen, aufgelagerte Blutungen bis hin zur Stuhlinkontinenz. Darum ist eine genaue Darmuntersuchung notwendig.

Pilonidalsinus:

(lat. -pilus= Haar)

(lat. -nidus = Nest)

(lat. -sinus= Höhle)

Schmerzen und nässende Fisteln im Bereich des oberen Anteils der Gesäßfalte über dem unteren Kreuzbein, kommen meist bei jungen, **sehr behaarten Männern** vor.

Durch das Sitzen können sich einzelne Haare in die Haut eingegraben. Zunächst entstehen nur Pickel, die ab und an nässen und wieder abtrocknen. Anfangs helfen Salben oder Wundsprays.
Irgendwann bildet sich ein kleiner unter der Haut verlaufender Gang (,Fuchsbau'), der sich zu einer

ständig nässenden Fistel (röhrenförmige Öffnung) mit reichlich Wundsekret entwickelt. Um nicht einem Abszess Vorschub zu leisten, sollte spätestens in diesem Stadium der Pilonidalsinus chirurgisch gespalten und durch kontrollierte Wundbehandlung trockengelegt werden. Er muss sich von der Tiefe her schließen, damit kein neuer Hohlraum entwickelt wird.

Der menschliche Körper füllt gerne natürliche (Galleblase) und **unnatürliche Hohlräume** (Brandblasen, Wundhöhlen, Pilonidalsinus) mit Flüssigkeit.
Bei Letzteren besteht immer die Gefahr der Entzündung und so müssen diese daher rechtzeitig und komplett beseitigt werden.

Urologie

Spezielle, kombinierte Krankheiten:

Entzündlich-rheumatischer Formenkreis:
Eine Sacroiliitis in Kombination mit weiteren

Gelenkentzündungen und Harnwegs- und Augeninfektionen werden als **Reiter'sche Erkrankung** bezeichnet. Im Blut findet sich dabei oft ein HLAB27 Faktor, ähnlich der Bechterew'schen Erkrankung (s.o.).

Steinbildungen:

Schmerzcharakter: wellenartiger Verlauf.
Seitliche Rückenschmerzen, am Übergang der letzten Brust- zu den ersten Lendenwirbelkörpern, einhergehend mit schneidenden, wehenartigen Krämpfen! sind meist ein sicheres Zeichen für **Nieren- oder Harnleitersteinkoliken** und führen aufgrund ihrer Heftigkeit unweigerlich in die Notaufnahme.
Sie werden mit zu den schlimmsten Schmerzen überhaupt gezählt.
Nierensenkung (Wanderniere):
Sie wird häufig bei sehr schlanken Personen beobachtet und bedeutet, dass die Haltebänder dieser Niere am inneren Rücken überelastisch und daher zu lang sind, um das Organ an einem bestimmten Ort zu fixieren.

Je nach Position, Stehen, Sitzen oder Gehen rutscht die Niere nahe des hinter ihr verlaufenden Nervenplexus bis zu mehreren Zentimetern abwärts.

Tritt häufig bei jungen Frauen und rechts mehr als links auf.

Schmerzcharakter:

Abgesehen von einigen leichten Fällen ohne Symptomatik, können sich die Beschwerden vom leichten Flankenschmerz bis hin zu ziehenden Schmerzen in Kreuz und Unterbauch bis hin zu Harnstau, Übelkeit und Herzjagen steigern.

Im Liegen bildet sich anfangs der Schmerz auffallend schnell zurück, später dauert die Schmerzphase länger und wird stärker.

Die Diagnostik ist etwas trickreich. Es muss an diese Diagnose gedacht werden.

Denn, fast alle bildgebenden Untersuchungen (RÖ)erfolgen im Liegen!

In der Position ist die Wanderniere jedoch nicht unbedingt feststellbar.

Es muss daher, beispielsweise eine **Röntgenuntersuchung** mit Kontrastmittel, **im Stehen** durchgeführt werden.

Prostataerkrankungen:

Die gutartige Vergrößerung dieser Drüse bedingt Schwierigkeiten beim Wasserlassen, wie z.B. Startschwierigkeiten, kein kontinuierlicher Strahl, häufiger Harndrang.

Dagegen können Druckbeschwerden im Dammbereich (Region zwischen Darmausgang und Ansatz der äußeren männlichen Geschlechtsorgane), Blut im Urin, Schmerzen beim Wasserlassen und bei der Erektion, **gekoppelt mit Kreuzschmerzen** manchmal der erste Hinweis auf ein **Prostatacarcinom** mit Knochenmetastasen sein.
Daher sollte eine unmittelbare Vorstellung beim Urologen zur Abklärung erfolgen, denn die Heilungsaussichten bei zeitnaher Therapie sind durchaus erfolgversprechend.

Gefäßchirurgie

Tief im Rücken, hinter den Bauchorganen befindet sich die Hauptschlagader -Aorta- neben der Wirbelsäule über den Nervenaustritten.

Sie zeichnet sich durch eine starke Gefäßwand aus, die nicht nur hilft die täglich durchfließenden Blutmengen im Einklang mit dem Herzschlag weiter zu pumpen, sondern sie auch sicher umgibt, solange sie nicht geschädigt ist und sich immer wieder gesund regenerieren kann.
Jede anlagebedingte Bindegewebsschwäche schädigt auch die Widerstandskraft von Gefäßwänden.

Von Nachteil sind ein lebenslanger Bluthochdruck, der die einzelnen Wandschichten regelmäßig überdehnt, turbulente Strömungen, die die Wände nicht überall gleichmäßig abspülen, sondern sich an unebenen Stellen mit Blutbestandteilen verfangen und dadurch zu Fett- und Calciumauflagerungen führen, die die Gefäßwände verkalken und unelastisch werden lassen.

Auch Infektionen, wie z.B. Syphyllis oder Tuberkulose schwächen den Zusammenhalt der Wandschichten.

An allen Stellen der Aorta oder an anderen Arterien im Körper kann es daher zur Bildung eines Aneurysmas (-griech.: Aussackung) der Gefäßwände kommen.

Am häufigsten betroffen ist die Bauchaorta.
Zunächst ist nur eine Überdehnung mit Ausdünnung der Arterienwand vorhanden, in deren unterschiedliche Schichten sich Blutflüssigkeit wühlen kann (Dissektion).
Meist geschieht das noch relativ unbemerkt.
Durch die veränderte Durchblutung, kommt es schon immer mal zu dezenten Bauch-Rückenschmerzen, sowie zu Beschwerden bei der Verdauung.
Der normale Durchmesser der Bauchaorta wird mit 3 cm angegeben, ab einer Erweiterung auf 6 cm ist jedoch höchste Alarmstufe gegeben, da das Risiko eines Risses (Ruptur) tagtäglich wie ein Damoklesschwert über demjenigen hängt!
Eine Ruptur ist aufgrund der schnell in die Bauchhöhle einströmenden Blutmassen lebensgefährlich.
Daher sollte nach Erkennung einer beginnenden Aortenerweiterung über 4cm im Ultraschallbild, eine jährliche Kontrolle durchgeführt werden, um rechtzeitig, vor Eintritt der Ruptur, operieren zu können.

Marfan Syndrom:

Fehlbildungen der Gefäßwand der Aorta gehen einher mit der Gefahr der Ruptur.
Sie treten im Rahmen bestimmter Gendefekte bei bekannten Erbkrankheiten auf.

Eine davon wird als **Marfan Syndrom** bezeichnet.
Sie stellt eine angeborene Störung des Bindegewebes an sich dar, gekennzeichnet durch eine **anlagebedingte Längsaufspaltung der Schichten der Gefäßwand der Aorta (Dissektion).**
Die betroffenen Personen fallen äußerlich durch einen schlanken Körperhochwuchs auf, Arme und Beine wirken übermäßig lang, ebenso wie die hyperelastischen, schlanken Finger, auch Spinnenfinger genannt.

Charakteristisch sind des weiteren eine schmale Kopfform mit oft unterentwickeltem Jochbein und Oberkiefer, ein Herzklappenvorfall links, eine Trichterbrust und eine seitliche Wirbelsäulenverkrümmung (Skoliose).

Claudicatio intermittens:
(= zeitweises Hinken)

Schmerzcharakter:
Die Claudicatio intermittens ist eine Erkrankung, die, ähnlich wie die Spinalkanalstenose (Claudicatio spinalis), zu „schweren Beinen", lokalen Krämpfen und Stechen in der Muskulatur führen kann, je länger die Gehstrecke ist.
Die Schmerzen werden verursacht durch die Ischämie (Blutleere) der Wadenmuskulatur.

Sie wird auch als „Schaufensterkrankheit" bezeichnet, da sie ein regelmäßiges Stehenbleiben erfordert, damit die Symptomatik abklingt.
Die Behinderung fällt weniger auf, wenn der Betroffene stehen bleibt, um die Schaufenster zu betrachten, wie es oft vorkommt.
Bei der Claudicatio intermittens handelt es sich um eine Verschlusskrankheit (Stenose) verkalkter Arterien.
Die verminderte Blutmenge, die durch die Adern fließt kann für die geforderten Leistungen wie Gehen, Wandern oder Rennen nicht mehr die erforderliche Sauerstoffmenge zur Verfügung stellen, so dass die Muskulatur sauer wird.

Impotenz kann zugleich dabei auftreten, da auch die Penisschwellkörper weniger Blutzufluss bekommen.

Im <u>Gegensatz zur Spinalkanalstenose</u> ist das Auftreten der „schweren Beine" **bei der Gefäßkrankheit** <u>Claudicatio intermittens</u> **nicht zwangsläufig mit Rücken- oder Kreuzschmerzen gekoppelt.**

Sportmedizin

Alle bisher genannten Schmerzsyndrome, die Wirbelsäule betreffend, können ebenso bei Sportlern vorkommen.

Im besten Fall imponieren sie bei fast allen Sportarten zunächst als **harmlose Verzerrung,** die nach Entlastung, Wärme- oder medikamentöser Therapie, sowie Massagen, schnell wieder rückläufig sind.

Schmerzcharakter:
Zumeist lokal auf den überforderten

Wirbelsäulenabschnitt begrenzt, keine Ausstrahlung in die Beine.

Die Muskulatur neben den Wirbelfortsätzen ist oft einseitig strangförmig verhärtet, druckschmerzhaft und zieht häufig den Körper nach einer Seite.

Allerdings gibt es aufgrund langjähriger Beobachtungen in der Sportmedizin, gewisse Präferenzen (Neigungen) für Sportschäden, die von der jeweiligen Sportart und deren Belastungsmuster abhängen. Auf Dauer führen sie, sowohl an Muskulatur, Knorpel und Knochen dann auch zu typischen Verschleißerscheinungen.

Schmerzen und Zerrungen
verursacht durch Heben oder schnelle Bewegungen.

Schmerzcharakter:
Ziehen und Krampfen der verkürzten Muskulatur.

Sportarten:
Gewichtheben, Schlägersportarten, Speer-Diskus-Hammerwerfen, Skilanglauf.

Es entstehen Reizungen der Sehnen- und Muskelansätzen an ihren Übergängen in die Knochenhaut, z.B. an den Dornfortsätzen der Lenden- Wirbelsäule.

Bandscheibenvorfälle
treten beispielsweise auf durch häufiges, scharnierartiges Heben und Senken des Oberkörpers in der Lendenwirbelsäule am Übergang zu den miteinander verschmolzenen Kreuzbeinwirbeln (L5-S1), wie es bei bestimmten Fitnessübungen in Bauchlage geschieht, aber auch beim Gewichtheben oder Kunstturnen.
Durch den immer wiederkehrenden Druck auf die äußeren Faserringe der Bandscheibe kommt es zur Gewebsabnutzung, Auffaserung, Schwächung und schlimmstenfalls zur Sprengung des Halteringes, sodass der Gallertkern der Bandscheibe austritt und gegen die lokalen Nervenaustritte des jeweiligen Nervensegmentes drückt (s.S.16).

Schmerzcharakter:
Radikulär! Akut einschießend in den Rücken mit Ausstrahlung in das jeweilige Versorgungsgebiet des betroffenen Nervens, zumeist in Gesäß und Bein.

Weder Gehen, noch längeres Stehen werden toleriert. Jede Bewegung, Husten, Niesen und Pressen verstärken den Schmerz.

Wirbelnebengelenkreizung (Facettensyndrom):

Während die dicken Wirbelkörper, mit den Bandscheiben dazwischen, vorwiegend die groben Scharnierbewegungen steuern, helfen die Facettengelenke bei diffizileren Seiten- und Drehbewegungen.

Dementsprechend werden sie bei Sportarten wie z.B. Golf, Tennis, Eiskunstlauf, Stabhochsprung, Kunstspringen extrem belastet.

Die Hilfsaktion des Körpers, selbst gegen diese wiederholten Beanspruchungen anzugehen, besteht darin, strapazierten Knochenanteilen mehr Festigkeit zu verleihen.

Der Schmerzcharakter ist der gleiche.

Schematische Darstellung des rollenden
Bewegungsablaufes beim Überspringen der Latte beim
Stabhochsprung.

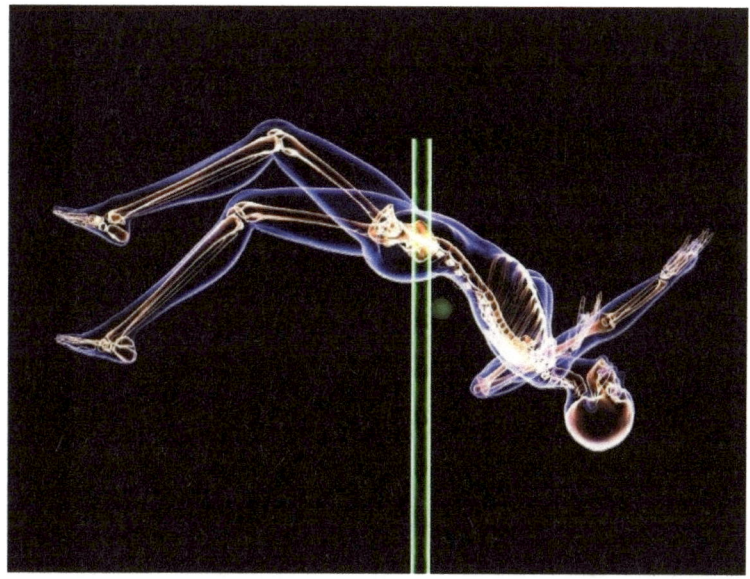

Überdehnung der Lendenwirbelsäule am Übergang
ihres freien, beweglichen Teils - in den festsitzenden
Teil am Kreuzbein (L5/S1).

Die Hilfsaktion des Körpers, selbst gegen diese
wiederholten Beanspruchungen anzugehen,
besteht darin, strapazierten Knochenanteilen
mehr Festigkeit zu verleihen.
Knochenanbau in Form von Verdickungen oder
vorspringenden Zacken kann mitunter auch

soweit ungebremst gedeihen, dass es gar keines Bandscheibenvorfalles mehr bedarf, da die zwar gutartigen, jedoch störenden Neubildungen in Form von Osteophyten (-griech.: osteon = Knochen; phyton= Gewächs) die austretenden Nerven ebenfalls auf das Empfindlichste einengen und reizen.

Allerdings vollziehen sich diese Vorgänge über eine längere Zeit, allmählich und meist nicht akut.

Spondylolisthesis (Wirbelgleiten):
(Wirbellösung = Spondylolyse)

Damit es zu einem (Teil-) Rutschen des Wirbels aus seiner Verankerung kommt, müssen entweder eine angeborene Gefügestörung, eine starke Überlastung oder eine Verletzung mit Abriss und Abrutschen des kleinen, gelenktragenden Wirbelanteils vorliegen.

Diese Gefahren bestehen immer dann, wenn der Rücken massiven Scherkräften ausgesetzt ist: Fußball, Wellenreiten, Alpin Ski, Snow Board, Speerwurf.

Schmerzcharakter:
Die Gefügeveränderung kann sich über eine längere Zeit relativ unbemerkt anbahnen, bis das eigentliche Gleiten mit akuten Rückenschmerzen, Ischialgien oder auch Ausstrahlungen bis in die Beckenfugen hinein einsetzt, die dabei durch Veränderung der Haltungsachse **unter Druck** gesetzt werden.

Beckenfugenreizung:

Sacroiliacale Dysfunktion
Abgesehen von dem o.a. Bechterew -Syndrom kann es zu Druckerscheinungen in der Fuge kommen durch plötzliche kraftvolle Anspannung der Bauchmuskulatur mit Oberschenkelbeugung und direkter Belastung des Gesäßmuskels wie beim Gewichtheben, Hammerwerfen oder Weitsprung.

Schmerzcharakter:
Lokalisiertes, starkes Schneiden und Drücken im Bereich der gesamten Beckenfuge mit der Unfähigkeit den Rumpf zu beugen, oder das Bein unter Belastung zu beugen.

Die Körperhaltung entspricht „einen Stock im Rücken zu haben". Auch das Drehen im Liegen ist schier unmöglich. Im Sitzen besteht das Gefühl, dass das Gesäß unter Schmerzen nachgibt, „aus den Fugen gerät".

Ausgleich bringt das Sitzen auf der anderen Gesäßhälfte unter Abstützung auf die Arme.

Beim Aufstehen verstärkt sich der Schmerz wieder. Nur im Liegen, mit einigen Kissen als Unterpolsterung, kann ein vorübergehend erträglicher Zustand erreicht werden.

Zahnmedizin

Cranio- (Kopf) **mandibulare** (Kiefer-) **Dysfunktion** (fehlerhafte Funktion)

Das Kiefergelenk ist eines der kräftigsten Gelenke des Körpers, beim Menschen und auch bei Tieren.

(Die Kraftwird in Newton gemessen. 1 Newton = 102 Gramm = Gewicht einer Tafel Schokolade.)

Der **Bissdruck** (N/Fläche) bei einem **Menschen** (80 kg Körpergewicht) beträgt **390 N/cm²**.

Zum Vergleich der weiße **Hai:** bei einem Gewicht von 3500 kg sind es **17 640 N/cm²**.

Bei den gefürchteten schwarzen **Piranhas** beträgt der Druck allerdings bei einem bloßen Körpergewicht von 3 kg immerhin **320 N/cm²** (Wikipedia).
Fehlfunktionen und Überanstrengungen der **Kaumuskulatur** haben daher deletäre Folgen. Entstehungsursachen:

-**Zähneknirschen** bei Stress führt zur dauerhaften Anspannung der Kiefermuskulatur.

-**Knacken** im Kiefergelenk wird hervorgerufen durch eine verengte Gelenkkapsel, Einklemmen der Zwischengelenkscheibe, möglicherweise mit intermittierender Gelenkblockade.

-Zahnreihen passen nicht korrekt aufeinander (Prothese, neue Kronen, Zahnfehlstellungen, Bissstörungen durch Gesichtslähmungen).

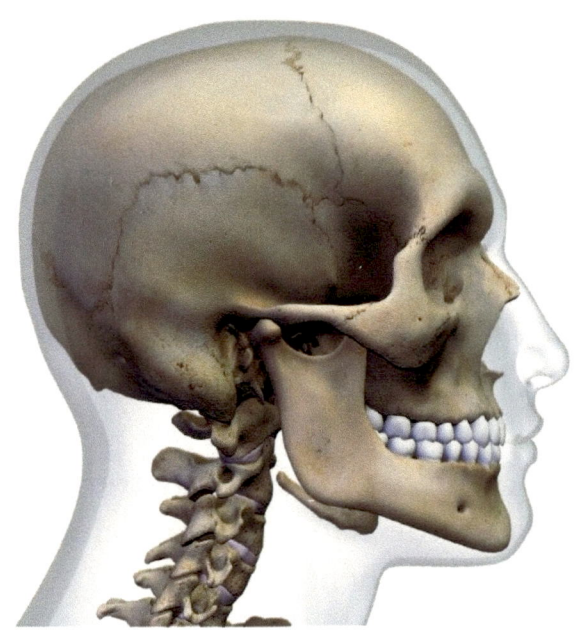

Welch große Auswirkung die Dysfunktion der Kiefergelenke haben muss, wird deutlich bei der Betrachtung der Anatomie.
Der knöcherne Schädel ist eine mehr oder

weniger runde Kalotte (=Haube) mit einem
großen zentralen Loch an der Unterseite.
Diese ist keineswegs mit dem übrigen Skelett,
beispielsweise der Wirbelsäule fest verschraubt,
nein.

Die Wirbelsäule besitzt am oberen Ende so
etwas, wie einen aus einem Wirbelkörper
hochragenden knöchernen Zahn (2.
Wirbelkörper) der damit durch einen
siegelringähnlichen knöchernen Formkörper (1.
Wirbelkörper) hindurchgefädelt ist. Darunter
folgen alle Wirbel ähnlich dem „Turmbau" mit
Bauklötzern.
Damit dieser obere Anteil der Wirbelsäule
überhaupt Kontakt aufnehmen und den Schädel
letztendlich halten kann, ist eine kluge
Konstruktion aus Bändern, Sehnen, Muskeln,
Faszien, Nerven und Blutgefäßen vonnöten.

Zunächst gibt es zahlreiche kurze
Bindegewebsbänder, die im Inneren der beiden
ersten Wirbel für eine Anhaftung der Wirbel
sowohl untereinander, als auch an den äußeren
Rändern des Schädelloches sorgen, gleichzeitig
aber so gewebt sind, dass alle nötigen Blutgefäße

von der Wirbelsäule (darunter liegen die Hauptschlagadern) her, unbehindert durch dieses Loch zur Versorgung des Gehirns und aller Sinnesorgane hindurchgelangen können.

In einer weiteren darüberliegenden Schicht befinden sich <u>lange</u>, feste Bänder (wie Bandwürmer), die sich von ihrem Ursprung am Hinterkopfknochen angefangen, an den vielen folgenden Wirbeln nach abwärts seitlich verankern, bis zur Oberfläche der Knochenhaut des Kreuzbein ziehen und sich darin befestigen.

Neben vielen kleineren Bindegewebsbrücken dazwischen und größeren Faszien als Überdecken, legen sich darüber in mehreren Schichten die vielverzweigten Muskelketten über den gesamten Körper, so dass alle Regionen miteinander verbunden sind und Bewegungen ermöglicht werden.

Im Inneren des Schädelloches tritt noch eine wichtige Struktur hervor, das ist die kräftige, fast unzerreißbare Hirnhaut (Dura mater), die mit weiteren, weicheren Häuten zwischen Schädelknochen und Gehirnmasse einen

Schutzraum formiert, in dem u.a. das Hirnwasser fließen kann und davon separat, auch Blutgefäße eingebettet werden können.

Die feste, meist am Knochen enganliegende Dura mater erreicht durch das Loch im Schädel und den Ring des 1. Wirbelknochens hindurch den sich darin befindenden knöchernen Rückenmarkkanal, in dem die Dura nun körperabwärts, die gleiche Schutzfunktion übernimmt, wie innerhalb des Kopfes.
Somit sind Schädel und Rückenmarkkanal durch einen festen, aber hochinnervierten und damit hochschmerzempfindlichen (-versorgt über die Äste des Nervus trigeminus-) Duraschlauch verbunden.

An den Nebenöffnungen der knöchernen Wirbelsäule, an denen die für die Versorgung der einzelnen Körperregionen wichtigen Nerven austreten, werden deren Wurzeln zum Schutz vor den Knochenkanten, noch von der Dura umhüllt. Eine Reizung, Quetschung oder Dehnung dieses hochsensiblen Cranio-Sacralen Systems (lat.-cranium=Schädel) an einer beliebigen Stelle, kann jederzeit einen "Dominoeffekt" bis hinein in entferntere Körperregionen auslösen.

Ein Beispiel dafür ist der **Kreuzschmerz**, der **durch** die o. g. **Dysfunktionen im Kiefergelenk** ausgelöst und unterhalten werden kann.

Die beschriebenen Strangverbindungen von sowohl Duragewebe innen, als auch Sehnen, Bändern und Muskelketten vom Hinterkopf bis Kreuzbein außen, leiten schmerzbedingte Muskelverkürzungen und damit Verstellungen von Gelenken, mit daraus resultierenden Einengungen von Gelenkkapseln weiter.

Verschiebungen und Blockaden im Kiefergelenk verändern durch Verhärtung und Verkürzung der angrenzenden Muskulatur die Kopfstellung, damit den Muskeltonus des gesamten Nackens (Nackensteifigkeit).

Die angrenzenden Haltungsmuskeln der nachfolgenden Muskelketten werden dadurch unnatürlich belastet und die inneren Hirnhäute unter empfindliche Spannung gesetzt.
Abgesehen von akuten und chronischen Kopfschmerzen, Blutdrucksteigerungen, kommt

es durch den Zug auch zur erheblichen Reizung der austretenden Wirbelsäulennerven.

Sie verengen die von ihnen versorgten Muskeln, wodurch auch die darin enthaltenen Blutgefäße eingeengt werden.

Der dadurch entstehende Sauerstoffmangel führt zur „Säuerung" des Muskels (Laktatanstieg) und das wiederum zu Muskelschmerzen, weiteren Verkürzungen von Sehnen und Gelenkkapseln, die wiederum zu schmerzhaften Fehlstellungen führen.

Ein Teufelskreis hat sich geschlossen.

Aufgrund der geschilderten Abläufe, kann die **CMD**, die **Craniomandibulare Dysfunktion** aber nicht nur Nacken-Rücken- und Kreuzschmerzen bedingen, sondern auch für Taubheitsgefühle in Armen und Beinen verantwortliche sein, ebenso wie für diverse Gelenkschmerzen.

Psychiatrie

„Wenn die Seele leidet wird der Körper krank."

Rückenschmerzen sind eine weit verbreitete Volkskrankheit.
Als Ursache kommen neben einerseits organischen, andererseits aber auch sehr häufig psychische Belastungen in Frage.

Bevor die Diagnose **psychosomatische Lumbalgie** (Lendenschmerz) überhaupt erhoben werden darf, müssen zuerst die organischen Erkrankungen mittels moderner Untersuchungen vollständig ausgeschlossen sein!

(griech. -soma = Körper)

Diese Art der Rückenschmerzen erklärt sich durch psychische Anspannungen, die nicht nur vorübergehende Schmerzen in der Lendenwirbelsäule erzeugen können.

Es kommt daher darauf an, die Belastungsursache herauszufinden.

Mit am häufigsten ergeben sich Spannungen am Arbeitsplatz, daher kommt einer baldigen Genesung als erstes schon einmal eine zeitweise Freistellung von der Arbeit entgegen.

Mit Hilfe der verschiedenen Möglichkeiten einer Psychotherapie lassen sich andere, hilfreiche Betrachtungsweisen, die Möglichkeitssuche nach Auswegen (Verhaltenstherapie) oder ein regelmäßiges psychisches Motivationstraining verankern, wenn ein Wechsel der Arbeitsbedingungen nicht in Aussicht steht.

Sehr wichtig ist es jedoch auch, dem Patienten die Fehlsicht zu nehmen, dass „psychische Ursache" nicht bedeutet, dass die Beschwerden mit „eingebildeter Krankheit" gleichzusetzen seien!

Das Gegenteil ist in der modernen Wissenschaft bekannt: durch unterschiedliche Emotionen und Gedanken produziert das Gehirn spezifische **Hirnbotenstoffe: bei Freude** z.B. Endorphine (auch Glückshormone genannt), Serotonine, Dopamine.

Sie sind allesamt **zentrale Schmerzfilter und**

schützen das Gehirn vor unnötigen Empfindungen (z.B. wie schwer die Arme an den Schultern hängen).

Erst wenn es an den Botenstoffen mangelt, fühlt sich jede Bewegung, auch ohne Belastung, schmerzhaft an, wie z.B. beim Fibromyalgiesyndrom: Schmerzen in allen großen und kleinen Gelenken.

Bei **unangenehmem Stress**, Ärger oder Angst schießt **Adrenalin** im Körper hoch, das eine Kette von Abwehrreaktionen in Gang setzt mit erheblichen negative Auswirkungen auf die Mikrodurchblutung, das Herz oder z.B. auf die Magenschleimhaut.

Eine weitere der körperlichen (somatischen) Folgen auf diese unangenehmen psychischen Vorgänge ist die Spannungssteigerung der Muskulatur!

In Urzeiten war offensichtlich diese Reaktion dafür angelegt, um effektiv vor einer drohenden Gefahr davonlaufen zu können (dem Mammut?).

Bei **Nichterfolgen** dieser **körperlichen Ausarbeitung** (Ärger und Sitzenbleiben auf dem Arbeitsstuhl), bleibt der Stress (der hohe Adrenalin- und Cortisolspiegel) erhalten und die Muskulatur dauerhaft verspannt und verkürzt (kontrahiert).

Dieses wiederum beeinträchtigt das freie Spiel der Gelenke, die Gelenkkapseln verengen sich. Die derbe unelastische Muskulatur drückt die darin befindlichen Mikrogefäße zusammen, der Sauerstofftransport durch das Blut wird weniger, die Muskulatur behilft sich zum Weiterfunktionieren mit Laktat (Milchsäure) und wird dadurch „sauer" (Muskelkater).

Ebenso werden Nerven eingeengt, die daraufhin Schmerzen bewirken.

Da sich die mächtigste Muskelfläche am Rumpf und hier, am Rücken, in direkter Knochennähe zu den nervenausleitenden Wirbelkörpern befindet, ist es logisch, dass sich hier bequem Rückenschmerzen einnisten können.
Und diese sind nicht eingebildet:
Die zwischen den Wirbeln austretenden Nerven

befinden sich im Würgegriff der kontrakten Muskulatur.

Die ‚guten Botenstoffe' im Gehirn, die als zentrale Schmerzfilter funktionieren, sind nicht da.

Daher bestehen gute Möglichkeiten, neben einer effektiven Psychotherapie mit Hilfe der verschiedensten anderen nichtoperativen. muskelentspannenden Methoden, wie z. B. Physiotherapie, Bädertherapie, Schwimmen, einer Ernährungsumstellung oder auch der Low-Level- Laser- Therapie, diese Schmerzen zu beseitigen und dabei vielleicht auch einen entsprechenden **Facharzt für Rehabilitation und Physikalische Therapie** mit zu Rate zu ziehen.

Noch einmal sei betont: Die sich auf dem Röntgenbild der Wirbelsäule zeigenden „Verschleißerscheinungen", meist schon ab dem 25. Lebensjahr, wie beispielsweise Zacken, Knochenverdickungen und -ausziehungen (Osteophyten), korrelieren nicht immer unbedingt mit den Schmerzen!

Sie sind, je älter der Patient ist, meist schon lange vorher entstanden, als er auch noch beschwerdefrei damit gelebt hat.

Was ist neu hinzugekommen? Diese Frage stellt sich.

Notwendig ist daher die **weitgefächerte** Differentialdiagnose des Rücken- und Kreuzschmerzes, um die wirkliche Ursache zu finden, um den Patienten von seinen Schmerzen zu befreien, ohne ihn allzu schnell zu operieren, oder mit einer, lediglich symptomatisch wirkenden, nebenwirkungsträchtigen Tablette versehen.

Es sollte immer der gesamte Körper gesehen und behandelt werden.

Genau dafür gibt es mittlerweile die zahlreichen, speziell ausgebildeten Fachärzte, die im

Facharztwegweiser

dem **1. Band** der Ratgeberserie für Patienten: **Medizin leicht verständlich**

aufgeführt werden.

Quellen:

1. Glockner, F. X.
   Lumbale Radikulopathie;
   Perspektiven der Neurologie
   Deutsches Ärzteblatt 2018 (22-25)
www.aerzteblatt.de/lit3718

2. Sobottke, R. et al.
Aktuelle Diagnostik und Therapie der Spondylodiszitis;
Dt. Ärzteblatt/Jg. 105/ Heft 10/ S. 181-187

3. ONKODIN (Onkologie, Hämatologie-Date und Informationen) 24
Osteoporose in der Onkologie: Tumorindizierte Osteoporose.

4. Lensing, W.
   Nichts weniger als eine Systemerkrankung
Klinik und Praxis, Niedersächs. Ärzteblatt 2/2020 (16-19)

5. Peterson, L. Renström, P.
   Verletzungen im Sport   3. Auflage 2002

6. Lind-Albrecht, G.
   Ursache des Fibroyalgiesyndroms
   rheuma-online

7. OSD Osteoporose und Sonnenlicht
   22.10.2019 S.4-5

8. Wikipedia: Beißkraft

Ende